小P／老师

著

THE BEAUTY OF
PREGNANT
WOMEN

从**怀孕**
开始变美

中信出版社·CHINACITICPRESS·北京·

图书在版编目（CIP）数据

从怀孕开始变美：小P老师教你孕期360度美丽养护/小P老师著. —北京：中信出版社，2014.1（2016.6重印）
ISBN 978-7-5086-4351-9
I. 从… II. 小… III. 妊娠期－妇幼保健－基本知识 IV. R715.3
中国版本图书馆CIP数据核字（2013）第 274756 号

从怀孕开始变美：小P老师教你孕期360度美丽养护

著　　者：小P老师
插　　画：洪雪工作室
整体设计：门乃婷工作室
策划推广：中信出版社（China CITIC Press）
出版发行：中信出版集团股份有限公司
　　　　　（北京市朝阳区惠新东街甲 4 号富盛大厦 2 座　邮编　100029）
　　　　　（CITIC Publishing Group）
承 印 者：北京通州皇家印刷厂

开　　本：889mm×1194mm　1/24　　　印　　张：6.5　　　字　　数：70千字
版　　次：2014 年 1 月第 1 版　　　　　印　　次：2016 年 6 月第 16 次印刷
广告经营许可证：京朝工商广字第 8087 号
书　　号：ISBN 978-7-5086-4351-9/G・1060
定　　价：35.00 元

PREFACE

女人的一生分很多阶段，每个阶段都展现出不同的美丽。年轻时，容易害羞的性格、青涩的样子，那是一种淡雅、精致的美丽；当步入社会接触到很多美丽的事物，越来越懂得装扮自己的时候，又洋溢着自信、青春的美丽；随着人生阅历增加，工作或是生活有了更多的成绩，会拥有成熟女性优雅又端庄的韵味。在一个又一个充满美好回忆的阶段中间，有一个时期是"综合"的，那就是怀孕的时光。这个阶段既幸福，又不安——因为角色的转换，还有马上要成为妈妈的责任感，当这些情愫一起涌来时，心情便错综复杂。

我认为，孕期是女人一生中最值得纪念的难忘阶段。不过以往有很多怀孕的女性会出于对宝宝健康的考虑，或是受传统习俗观念影响，在孕期放弃

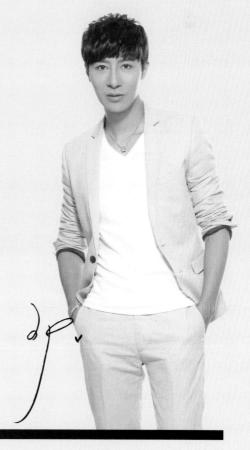

PREFACE

对自己外形的打理。而现在，随着许多孕妇专用的护肤品面市，大量的科学资料也证明孕期女性是可以健康和美丽兼得的，只要用对产品、用对手法，一样可以让自己很美丽，也不会让宝宝受到任何伤害或影响。

当下越来越多的女艺人都公开了自己怀孕的消息。在孕期，她们不但没有传统孕妇的"邋遢形象"，反而在幸福的笼罩之下，比之前更美、更具吸引力。比如大家心目中公认的"辣妈偶像"——小S，怀第一胎的时候，她也一直出现在荧幕上，不但录节目，还参加各种封面大片、广告的拍摄。那时候在帮她做造型时，在服装方面，我用平时的时尚单品为她搭配，并没有因为她是孕期女性，肚子隆起，就刻意去挑很宽松很肥大的款式，只要在这些时尚的单品中挑对剪裁，也可以让她穿出很时髦的孕妈妈的感觉；在彩妆跟发型方面，我帮她打理的时候也跟平时一样——化妆的步骤、用到的产品都差不多，只是因为孕期女性对刺激的气味反应比较明显，我避开了一些气味强烈的单品，带酒精的发胶也没有再用，其他的部分就和平时一样。那段时间很多人有说她看起来好像比怀孕前更美丽，因为即将做妈妈的兴奋、快乐的心情，会让她从内而外自然地散发不一样的光彩。

除了小S之外，还有很多明星为爱美的妈妈们树立了很好的"辣妈榜样"。比如最近也在孕期的吴佩慈，她一直都是很多女性心中的 Fashion Icon（时尚偶像），不仅身材很好，穿衣服也非常有品位。她现在已经怀孕好几个月了，在微博上面时常晒出一些漂亮的照片，怀孕之后一样把自己打扮得很时髦。国外也有很多明星榜样：碧昂斯怀孕的时候依然在颁奖典礼的现场穿着高跟鞋，为大家献歌；哈利·贝瑞也在孕期盛装出场，为她的新片走红毯、做宣传，穿着晚礼服的她身材凹凸有致，独特曲线反而令她得到更多人的关注。

另外，由于工作的原因，我常常会去参加一些时尚类的发布会，在发布会上面也常见到很多媒体的朋友，总是会听到别人说谁刚生完宝宝，谁又刚坐完月子，我这才反应过来：原来上一次见到她的时候，她就已经怀孕了，但是因为精心的打扮和服装的搭配，完全不觉得她有想象中孕妈的笨重感觉。所以孕期不见得什么都不能做，你一样可以装扮自己，在这段特别的时光，把你的幸福传递给大家。

说到写这本书的初衷呢，其实是源于我参加的很多次美妆分享会，在全国各地每一场活动中，每次我都能遇到一两个女生，她们正准备怀孕或者正在孕期中，在装扮自己的同时也会有小小的担心，不知道哪些可以做，哪些是禁忌。所以这本书就是想在保证宝宝健康的前提下，解决孕期的美丽困惑，并且把"孕期也可以很美丽"的观念带给大家。当然，我也特别去询问了周围专业的医生朋友和业内各个领域的专家，给大家科学和正确的美丽建议。

我相信每一个女性心中都有一个美丽的梦，在即将为人母的日子里，也不要放松对自己的修饰。从每一个细节做起，用漂亮、快乐的正能量感染身边爱你的家人，用美丽的准妈妈姿态来迎接你的 baby 到来吧！

SPICY MUM SAYS

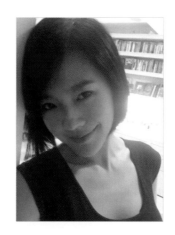

辣妈小 S

著名主持人、歌手、演员

推荐语：小 P 老师让孕妈妈变漂亮，心情变好，这就是最好的胎教！

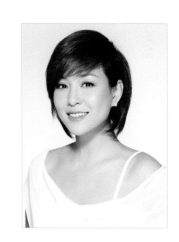

SPICY
MUM
SAYS

辣妈李静

著名主持人、乐蜂网创始人

推荐语：做了妈妈后，你才发现保养是更重要的事，它让你的心情变好，快乐地度过孕期。

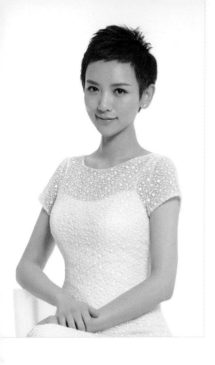

辣妈李晓峰

新生代才气女主播的代表人物，被称为李静旗下"静家族"最为睿智的女主播。儿子 Chris 出生于 2010 年，是一个有点儿害羞、喜欢跟大人分享欢乐的射手男。

推荐语：**生孩子不是生病，请放松心情，好好享受这一生中最美最特别的时光！**

辣妈杜鹃

媲美网总编、时尚先生网总编。从事时尚媒体工作多年。怀孕后，带着"无论如何一定要美"的坚定信念，立志成为"吃螃蟹"的人，多方查阅资料，整个孕期保养、化妆样样不落。儿子小老虎于 2013 年 6 月顺产，健康可爱。

推荐语：**无论在任何时候都要保持美丽优雅，即使是孕期。不要再被"孕妈本身就很美"这样的谎言欺骗了，如果你也希望在孕期留下不一样的美丽记忆，那么可以听听不一样的声音，小 P 老师的《从怀孕开始变美》值得推荐。**

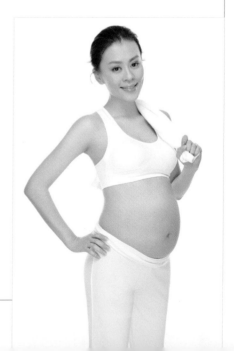

辣妈张弛

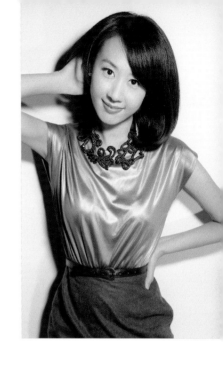

《嘉人》杂志副主编＆《嘉人美妆》执行主编。微高龄妈妈，从事美容记者行业 12 年。努力成为一名身心愉悦的活力妈妈，宝宝 2012 年出生，狮子女。

推荐语：我相信美是一种意念，可以在冥冥之中传达给你的宝贝。你准备好了吗？初为人母，你即将面对一次全新的关于美的进化过程，让小 P 老师为你带来 360 度的全方位孕期美丽蜕变指导吧！

辣妈武宗杨

《时尚芭莎》美容副总监、"芭莎美容"官方微信负责人。从没觉得生孩子会阻碍美丽事业，坐月子时还在写专栏，生完孩子 2 个月，自己的新书宣传活动马不停蹄！她每月的专栏影响着对美执着的女性，现在又在芭莎美容微信的新领域和读者互动交流。

推荐语：合作多年，小 P 老师在我眼里早就不是一个简单的造型师。他懂女人，懂方法，如果你也想和我一样成为更胜从前的美丽辣妈，就一起来看小 P 老师的新书吧！

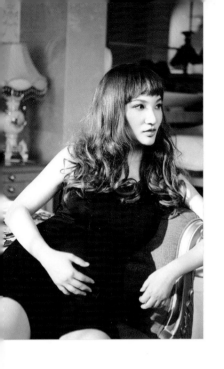

辣妈李金晶

《瑞丽服饰美容》杂志美容总监。从事美容行业 9 年，怀孕时阅读了大量国内外关于孕期美容的资料，主张孕期用"正确的、科学的、理智的"方式护肤美容。女儿夏乐怡于 2013 年 10 月 30 日出生。

推荐语：千万别被那句"怀孕的女人最美"所蒙骗，当你因为怀孕而脸上长斑长痘、身上长肉、肚子上长纹的时候，如果还是一味崇尚"自然"而置之不理的话，相信产后你离"邋遢女人"也不远了。成为性感美丽又充满母性光辉的辣妈是每个孕妇的心愿，小 P 老师的书定能帮你实现！

辣妈趴趴

模特。北京人，现在定居于加拿大温哥华，儿子旦旦出生于 2012 年 1 月 1 日，小女儿 Farrah 出生于 2013 年 10 月 3 日。一直在不停打破传统孕期的种种约束，目标是成为由内到外真正的辣妈。

推荐语：想做一个迷人的孕妇吗？相信这本书一定能帮助到很多有爱美困惑的孕妈妈哦。小 P 老师是我关注多年的美丽魔法师，推荐他的美丽分享。

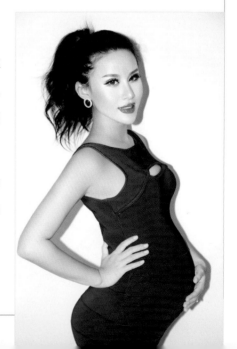

辣妈吴遥

留学英国，回国后毅然放弃了自己的本修专业，全心投入时尚圈，一直走在时尚前沿。从怀孕开始就用微博分享心得，得到大量的粉丝关注。儿子小柚子出生后坚持亲自带孩子，迅速瘦身成功，成为新晋辣妈。

推荐语： 感谢小 P 老师一直以来对我的帮助，他是我越变越美的秘密武器。希望这本书同样也能给每一个爱美的孕妇最细致和最全面的引导。

SPICY
MUM
SAYS

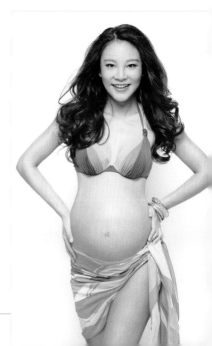

THE BEAUTY OF

PREGNANT

WOMEN

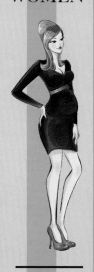

目录

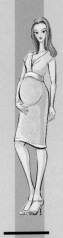

CONTENTS

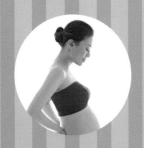
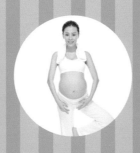
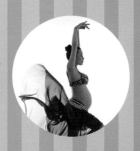

THE BEAUTY OF
PREGNANT
WOMEN

第一章
面部保养篇

　　很多人都说"怀孕的女人最美丽"，是的，孕育着生命的母亲绝对是世界上最美丽的女人。但是不可否认，怀孕时身体各方面的状况都在悄悄发生变化，体内雌激素的改变，加上睡眠不足，让原本光滑细致的肌肤在这个时期有可能会遭受痘痘、妊娠斑的困扰，很多女性总是会以"宝宝的健康"为理由，在怀孕期间不去触碰任何跟化妆、保养相关的东西，担心里面含有的未知成分会对宝宝有伤害。其实，不是所有的护肤动作都要停止，只要选择安全的成分和护理方式，你仍然可以做个美美的孕妈妈。

　　我身边就有许多明星妈妈，她们在孕期依然光彩照人，有些人的肌肤甚至比怀孕前更好更美。小S就是一个很好的例子。她在怀第一胎时依然继续主持节目，还拍了很多广告，我记得她当时的皮肤又透又亮，脸色也很红润，上妆时连腮红都省了。

　　另外我常在工作中遇到许多护肤品牌的公关，她们了解自己的肌肤问题，懂得选择适合的产品，皮肤的状况都维持得非常好。其中一位时尚的公关辣妈跟我分享她在孕期的肌肤护理方式时提到：多给肌肤补水，多出差以及多走路，保持好心情。

　　所以说，要成为一个跟得上时代的美丽孕妈妈，首先应该利用科学又安全的方式来加倍呵护肌肤。如果这时候你放任不管，那么10个月的妊娠期过后，等待你的将是痘坑、痘印，以及粗大的毛孔，还有迅速衰老的容颜，到时候再亡羊补牢就太晚了！

化妆也不必完全禁止。其实跟护肤一样，你只要慎选彩妆品，注意其成分和品质，再加上卸妆的细致动作，在如今繁华的都市中，反而是对肌肤的另一层保护。要知道，保养品的功能是从根本上让顽固的肌肤问题消失，呈现原本健康又无瑕的肌肤质感；而彩妆品呢，它们发挥着锦上添花的作用，它让你从一个普通的准妈妈迅速蜕变成人人羡慕的辣妈。

别再让化妆成为很多爱美的孕妈的一大疑虑了！现在许多女星依然会在孕期化上漂亮的妆容，美美地出现在红毯上，甚至我身边许多怀孕的美容编辑也都身穿时装，顶着精致的妆容出现在各式发布会中。

我相信很多准妈妈都有想要变美的愿望，以往可能很多孕妈妈担心劣质的彩妆品里会有许多对身体不好的物质，所以干脆不用为妙，但现在你只需挑选正规安全的产品。你甚至会发现，在欧美和日本等地有孕妇专用的彩妆系列出售，如此一来，你大可放心地美下去了。聪明的女性是不会把"怀孕"作为自己变丑的借口的，只要你愿意，孕期的你可以比平时更美丽。

18

1. 怀孕后更要重视护肤

QUESTION

媲美网网友夏天的猫：一直关注媲美网发布的美容资讯，我自己也买了很多护肤品，效果都还不错。不过最近发现自己怀孕了，是不是所有的产品都不能用了？美容院是不是也不能去了？还有那些林林总总的护肤小仪器，孕期到底能不能用呢？

ANSWER

◆年龄越大，护肤越必要

很多准妈妈在怀孕后，担心护肤品成分会对宝宝的健康造成危害，于是干脆什么都不用了，但是，年龄却是准妈妈最大的"敌人"。如果是在少年时期，即使不护肤，肌肤也会呈现出年轻的光泽感。而随着年龄的增加，尤其是 25 岁以后，肌肤进入了轻熟龄肌阶段，又经历冬季的干燥、夏季的日晒、城市生活中的污染等，这时候如果不多加呵护，10 个月的时间足以让肌肤飞速老化，等到宝宝出生之后再补救就来不及了。所以，护肤对孕妇来讲是重要甚至必要的。

◆护肤工具看仔细

每个热爱护肤的女性多少都会购入一些护肤工具，最基础、最常见的就属粉刺针、洁面海绵这一类了。近两年能通电流的护肤仪器越来越多，仅仅在丝芙兰里你就能看到 TALIKA 的光魅系列仪器和导入仪，CLARISONIC 电动洗脸刷和 TANDA 红光嫩肤仪，各国际一线品牌也出过各种针对不同肌肤问题的产品，日本与韩国更是"美肤大国"，仪器种类数不胜数。这些美肤工具让我们即使不去美容院，也可以有专业又周全的护肤体验。

但是，孕妇毕竟属于特殊人群，一切行为都要先为宝宝的健康考虑。在使用这些美容仪器前，我的建议是要先学会看说明书。其实很多品牌都会对"孕妇是否可用"有明确的标注，有的甚至会告诉你在生理期不要使用，所以准妈妈们可以首先把注有"孕妇禁用"的这一类产品淘汰掉；接下来就是看仪器属性，如果它是外接直流电，或者带有"超声波"等关键字，也要避免使用；最后尽量选择安全的物理原理的美肤工具来解决突发肌肤问题，至于能起到锦上添花效果的导入仪、导出仪，就等生完宝宝之后再用吧。

◆ 美容院按摩需谨慎

大部分 25 岁以上女性都会有一部分美容预算投资在美容院。除了医学美容外，在美容院的周期护理根据强度基本分为三类：纯手工按摩、基础仪器与手工按摩结合、微针类仪器护理。对于准妈妈们来讲，除了手工按摩可以偶尔去做，其他的项目都不建议尝试。先抛开这些仪器有多少辐射不谈，有些仪器会部分与身体接触，例如肩部、手背，通过电流的介入，促进新陈代谢，这对宝宝来讲会造成很大的危害。还有些微针类项目带有轻微痛感，容易引起宫缩，对宝宝非常不利。

即使体验纯手工按摩，也有几点需要注意：

第一，避免在孕期头三个月和最后三个月光顾。前三个月是宝宝成长的关键时期，而后三个月因为腹部的重量增加，长时间保持平躺姿势容易对脊椎造成压迫，全身酸痛。

第二，去美容院前先询问室内是否有香薰。通常美容院会通过各种精油来调整顾客的心情，让顾客放松。孕妇要避免闻部分精油的气味。

第三，关注卫生条件，公共设施的消毒是否做到位，毛巾、浴袍是否干净整洁。如果因为做美容而被传染一些皮肤疾病，那就得不偿失了。

第四，关注美容院所用到的保养品牌，尤其是在不熟悉的美容院，他们的产品是否经过国家《化妆品卫生监督条例》的质量检验，其成分是否孕妇禁用等都要考虑。

最后，做美容前，有的美容师会先按摩你的背部，放松和预热身体，促进肌肤吸收保养品，涉及穴位点按和芳香开背时一定要避免，因为这些都会对宝宝不利，严重的还会造成早产。

【小 P 老师独家秘籍】

既然准妈妈们对于美肤仪器的辐射这样敏感，那么在这里我要分享一个家庭测试辐射的小方法。你可以利用收音机或者可以接收调频的手机，调至中波波段，在想要测试的仪器周围移动，干扰的噪声越严重表明辐射越大。当然，为了更加精准和省力，也可以选择一款专业的家用辐射测试仪。

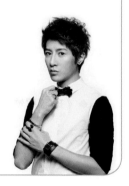

【专家意见】

时尚彩妆护肤专家李铭泽：怀孕期间当然还是可以进行护肤保养。不过不太建议孕期去美容院做护理，因为我们很难了解及确认美容院使用的产品成分是否安全，如果含激素或是有害元素，不仅会对自己的身体造成影响，也会对宝宝的健康造成不必要的风险。其实怀孕期间，完全可以自己在家选择合适的产品进行皮肤护理。

北京和睦家医疗医师赵亚薇：皮肤的代谢周期，通俗的、标准的认识是最外层角质为28天，即人体肌肤代谢的正常周期是28天。随着年龄变化，这个数值将越来越长，60岁时约45天。在保证产品安全且无辐射状态下，可以在孕中期3个月做美容院的面部基础保养。

【辣妈有话说】

◆**媲美网总编杜鹃**：孕期我仍然去美容院，开始几次是因为不知道自己怀孕，知道后去的次数少了很多，但还是会去。靠谱的正规美容院里，美容师经过专业培训，对于孕妇禁忌的项目把关十分严格。我认为和美容师的良好沟通非常重要，并要听取专业人士的建议。

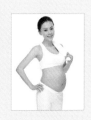

◆**《瑞丽服饰美容》美容总监李金晶**：怀孕时我非常注重护肤，不过步骤更加简化了，放弃了导入液及多效合一的精华产品，早晚只用保湿乳液，两天使用一次高强度、安全的紧致精华防止面部水肿。

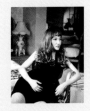

◆《嘉人美妆》执行主编张弛：这个阶段体内的荷尔蒙变化很大，你可能要做好心理准备，可能要彻底改变以往的护肤习惯，我会选择成分相对简单的基础护肤品，趁这个时期让肌肤休养生息。

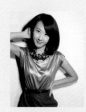

2. 护肤品的选择与存放

QUESTION

爱败妈妈网网友 Bella：我认为怀孕的时候更应该好好护理皮肤，可是现在那么多保养品，万一用不好对宝宝有害怎么办？像我这种"护肤白痴"只会看包装买东西，选择安全又有效的产品时有没有什么特简单的技巧？

网友 Joa：我是在柜台美容顾问的帮助下买的护肤品，一整套都标明了"孕妇专用"，不过怀孕前刚打开了几瓶新的，才用了一丁点儿。我想存起来等生完宝宝继续用，是放冰箱里保险还是直接收在柜子里就可以？

ANSWER

在写这一章之前，我认真看了大家在网络上关于"孕妇都在用哪些护肤品"的投票，大多数爱美的准妈妈们还是对爱美这件事非常重视，有人在选择保养品时有很多很好的想法，但是也有不少人在选择护肤品上面比较极端。一类是谨慎的"保守派"，只用宝宝专用霜或是什么都不涂；另一类是与孕前一样使用各种高机能产品，美白抗衰老两不误的"勇敢派"。其实，这两种方式都是不正确的。

　　孕期因为身体内部激素水平发生变化，会出现很多我们不希望看到的肌肤问题，你要比平时更精心地护理肌肤。但是因为这时候也正孕育着宝宝，他的健康发育都会受到准妈妈日常习惯的影响，所以我们在选择保养品的时候，最理想的状态是：既要保证这款产品是安全的，对宝宝发育无影响，又要保证其成分对问题肌肤有良好的改善效果。其实安全和美丽在孕期是可以兼得的。

　　有人说孕妇一定不可以美白，大家便一窝蜂地放弃全部的美白产品，却不去深入了解"为什么美白产品不能用"。这是因为有的美白产品中含有水杨酸、果酸这一类帮助剥离角质的成分，而这类成分因为渗入性强，有被宝宝吸收的风险，虽然临床上没有任何资料提供"因为使用含水杨酸成分的化妆品而导致流产"的案例，这两个成分已经被列入孕妇禁用成分了。但是孕期美白并不是遥不可及，天然植物萃取的维生素 C 成分就是很好的美白与抗氧化剂，依然可以在孕期使用。

　　刚才拿美白这件事举例，并不是呼吁每一个准妈妈都要去美白，只是告诉大家不要被所谓的传言阻挡住变美的决心。孕期护肤的原则非常简单，就是简化你的护肤步骤，"补水 + 保湿 + 防晒"。补水功效的产品成分比较单一，一般来讲比其他功效更多的产品安全。保湿的目的是维持水油平衡的健康肌肤状态，孕妇因为身体激素的变化都会有面部出油的现象，补水保湿不仅能抑制油脂过度分泌，也会减少痘痘爆发的风险。孕期更加容易产生晒斑，所以一年四季的防晒比孕前更重要。明确这三个目的之后就要开始选购保养品了，适合孕期使用的保养品可以概括为下面三类：

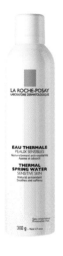

药妆品牌

药妆是介于药品和化妆品之间的医学护肤品，顾名思义就是从医学的角度来解决皮肤美容问题。在这里我并不是要告诉大家只要看到"药妆"就绝对安全。之所以推荐药妆品牌，是因为它们都由专业医生来控制成分，对于已经出现的肌肤问题都有很好的应对办法，也有大量的临床实验来验证产品的合格率和有效性，对于成分的标注十分清晰，监管也更严格。在选择药妆产品时，明确告诉美容顾问你是准妈妈，她们就会帮你选择合适的产品。药妆产品的目的非常明确，所以成分也更加简单，如果想要补水保湿，那么成分表中都是补水保湿的配方。

理肤泉舒缓调理喷雾

孕期女性非常容易出现红血丝、皮肤敏感、湿疹这一类的问题，这款舒缓水的成分非常简单，没有香精、防腐剂这些引发敏感的成分，不仅可以日常使用，也可以周期性地把它喷洒在面膜纸上为肌肤密集补水，当作面膜使用。

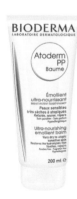

贝德玛赋妍系列

除了它有成分简单、安全的特点之外，这个系列还添加了抗衰老成分，适合有抗衰老需求的肌肤使用，而且它也非常温和，即使是有湿疹的肌肤也可以放心使用。

天然护肤品牌

这里讲的天然护肤品牌是指无香精、无防腐剂，利用天然有机植物萃取的产品。这类产品的特点是更加温和，不会对肌肤造成刺激，包装简单，崇尚天然。它们与药妆品牌相比较，除了能够保证最基本的不致敏之外，也会有更多的功效，适合大多数肌肤使用。当然它们的保存期一般比较短，或是包装更加小巧。

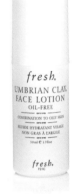

FRESH 意大利白泥清爽保湿乳

这款保湿乳没有香料和防腐剂，可以保证宝宝的安全。白泥可以控制油脂分泌，剥落废弃的角质，疏通毛孔，让肌肤更加柔滑细腻，非常适合在孕期的女性使用，保湿的同时没有油腻感。

FANCL 防晒隔离露

这个品牌一直以无防腐剂著称，这款防晒露 SPF30，PA+++ 可以满足一年四季的防晒需求，而且添加了可以食用的维生素 C 成分，它的酸碱性与肌肤相同，帮助孕妇的肌肤抵抗黑斑，防晒的同时亮白肤色。

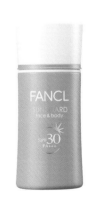

开架与专柜商品

其实能进入正规商场的专柜中的商品，都经过相关部门的审核。国家《化妆品卫生监督条例》中明令禁止化妆品中添加激素以及汞等重金属，《化妆品标识管理规定》也明确要求化妆品成分透明化，只有小作

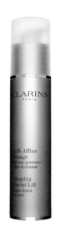

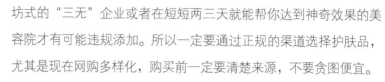

坊式的"三无"企业或者在短短两三天就能帮你达到神奇效果的美容院才有可能违规添加。所以一定要通过正规的渠道选择护肤品，尤其是现在网购多样化，购买前一定要清楚来源，不要贪图便宜。

之所以选择专柜产品，是因为它们不仅有悠久的品牌历史，在国际上也有很高的知名度，不会故意添加违规成分来毁灭自己的品牌，所用的添加剂全部符合国家规定的标准，一般不敏感的普通肌肤都可以放心使用，对于问题肌肤的效果更加显著。

娇韵诗纤颜紧致精华乳

这款产品被大家亲切地称为"V脸精华"，它的成分可以达到三个目的：消脂、紧致、排出废水，正好能解决孕妇面部水肿的问题，有效解决水肿的烦恼。另外这个品牌还有专门适合孕妇使用的全线产品，来解决孕期肌肤的不同问题。

LA MER 保湿活肤露

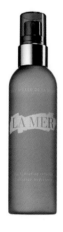

保湿的产品与功效性产品相比，永远都是最安全的。这个品牌之所以价格稍高，是因为它独特的海藻成分，可以深入肌肤内部发挥巨大的保湿作用，同时对暗沉的肤色也有很好的提亮效果。

【小 P 老师独家秘籍】

　　很多准妈妈在怀孕的时候因为不知道该怎么选安全的护肤品，又不想放弃对肌肤的保养，所以选择专门针对宝宝使用的乳霜。其实如果出于安全方面的考虑，这没有错，宝宝霜确实不会添加像水杨酸、维 A 酸这类禁忌成分，但是它毕竟是针对新陈代谢旺盛的宝宝的肌肤特点研制的。它虽然不会对肌肤造成伤害，但是对解决具体的肌肤问题效果有限，10 个月的妊娠时间虽说不算太久，但是如果不注意护理，生完宝宝后真的会看上去老了两岁。为了避开"黄脸婆"的绰号，快快选择安全有效的专业保养品来护理肌肤吧！

　　对于孕前刚刚打开的产品，如果产后想要继续使用，你要做的是拧紧瓶盖，最大程度地避免空气进入，然后放置在避光又通风的常温环境下就可以了。放置在冰箱里储存的方法我不推荐，除非是产品特别注明，开封后一定要冷藏。因为研制护肤品是在常温环境下操作的，化妆品进出冰箱产生温差，出现的水珠反而加速变质。对于打开太久的保养品你要考虑是否丢掉或者涂抹身体，因为虽然护肤品的保质期是 3～5 年，但是开封后（尤其是广口瓶）大量细菌进入瓶身，通常保质期缩短为 6～12 个月。

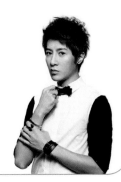

【专家意见】

贝德玛皮肤科医师周医生：除了维 A 酸、水杨酸之外，孕妇禁忌的成分还包括：彩妆中的铅（强效附着剂）、口红中的脂质成分（灰尘吸入），早期美白产品中的汞，染发剂、香水（邻苯二甲酸——通过呼吸道导致胎儿畸形）、果酸。

【辣妈有话说】

欧舒丹产品经理 Jacqueline：首先要认真询问美容顾问，提出诉求，并筛选孕妇禁忌的系列。选择 PH 值接近肌肤的温和属性产品，不含防腐剂、香料等化学添加剂的产品是首选。

微博人气辣妈 @ 大趴趴：建议孕妈妈要根据自己的肤质进行选择，在选择产品前一定要对自己的皮肤状况有所了解。另外实在不放心护肤品成分的孕妈妈们也不要放弃保养肌肤，可以选择纯天然成分的药妆保养品。

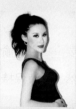

3. 面部过敏需谨慎

QUESTION

媲美网网友蜜 too：我怀孕 5 个月了，脸上过敏忽然好严重，好像还有红血丝，什么

都不敢用了，只能用芦荟了。除了芦荟胶还有我自己种的新鲜芦荟，不过不知道这个方法行不行啊?!

孕期过敏的现象对于准妈妈们来讲非常普遍，有的女性怀孕前也许都没有这类过敏现象，但是因为孕期的身体状况复杂，怀孕后使用和原来一样的保养品，反而过敏了。我身边就有一个非常典型的例子，她是《嘉人美妆（Marie Claire）》的执行主编张弛，在我印象里，她一直都有大家羡慕的那种没有什么问题的肌肤，即使很多品牌有新产品请她试用也不会有过敏反应。但是在她怀孕后我们又见面了，因为怀孕导致她的面部肌肤出现了很多点状颗粒。据她讲，她已经看过很多医生了，给她的回复基本上一致：不可以用药。

其实孕期有过敏现象出现时，一定不要恐慌，等待孕期过后或者过一阵子自然会消失，要保持轻松愉快的心情，如果你是幸运的还没有过敏现象的准妈妈，那么首先要恭喜你啦！然后注意保持良好的生活习惯和护肤习惯，多为肌肤补水，增强肌肤的抵抗力，防止过敏。对于已经出现轻微敏感现象的女性，首先要自我排除过敏源，例如是否吃过海鲜、辛辣食品或者饮用葡萄酒；家中是否在养宠物，是否常常与它亲密接触；当下季节是否正值换季等等。排除这些致敏的可能后，护肤品最好更换成适合敏感肌肤使用的温和保养品。在过敏严重出现蜕皮、红肿时，暂时不要涂抹护肤品；早晨洁面时也不要用洁面乳，仅用清水；更不要根据网友的"小偏方"来做尝试，因为你不可能保证这个小偏方有足够的科学合理性。就算它是合理正确的妙方，造成过敏的原因有很多，可以治好别人的方法也许会让你的症状更严重。

和睦家的医师给大家的建议就是："发现过敏立刻去看专业皮肤科医生。因为孕妇机体免疫力异于常人，不要轻易用药。"

【小 P 老师独家秘籍】

前面提问的网友提到，因为过敏，所以她用芦荟胶代替日常护肤品。芦荟在护肤中确实有不错的保湿消炎的作用，但不同的芦荟产品因为原材料来源、制作工艺和品牌定位不同，也不完全等同于 100% 温和天然。而且这个方法不见得是绝对安全的。有些人正好就是对芦荟这一成分敏感，再加上面上芦荟胶的品牌良莠不齐，如果你打算用芦荟胶护肤，一定要选择可靠的品牌。还有，要注意观察成分表，一般化妆品的成分都是按照含量多少排列的，除了芦荟是主要成分外，成分是否单一也是考虑的关键。最后，使用新鲜芦荟的方法不可取，因为芦荟的表皮含有大黄素，它正是引发肌肤过敏的罪魁祸首。自己在家取芦荟果肉时，稍不留心，就会令过敏更加严重。

芦荟只能满足最基本的保湿要求，如果你的年龄已经超过 24 岁，并且出现了暗沉、松弛等肌肤问题，单纯的芦荟成分就不能满足你的需求了。肌肤敏感的原因有很多，比如血管神经性敏感、接触性敏感、环境刺激性敏感，每种情况都有不同的产品来护理。如果你无法分辨敏感类型的话，还是建议你看看医生吧。

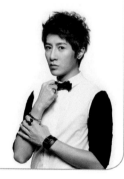

【辣妈有话说】

《瑞丽服饰美容》美容总监李金晶：过敏和红血丝的出现很正常，选择金盏花、洋甘菊这类缓解过敏的化妆水调理。

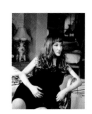

《嘉人美妆》执行主编张弛：从前不过敏的护肤品在孕期使用居然过敏了，全因为这个时期肌肤变幻莫测，很敏感。这个时期皮肤过敏一定要去医院看，不可以自己随意用药，基本上医生只会给你开一些中药成分的敷剂。不过有个简单的安全方法就是用生理盐水湿敷，一天多次，不要用化妆棉，消毒过后的医用纱布最好。

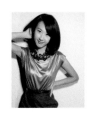

微博人气辣妈 @ 大趴趴：怀孕后我的脸部皮肤变得很敏感，晒太阳后容易过敏，严重时还会起湿疹，所以我很注意晒后修复。我会选择成分简单的补水护肤品来缓解肌肤的紧绷不适。

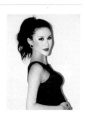

4. 让面膜为肌肤加分

QUESTION

媲美网网友 Lisa Wang：怀孕之前我最爱用面膜了，差不多天天都用，怀孕了面膜还能继续用吗？

32

　　面膜对于爱美的女性来讲，真的是改善肌肤的法宝。它之所以能在比较短的时间内产生不错的效果，是因为当肌肤和面膜贴合在一起时，这部分肌肤就与空气隔绝，处于封闭状态，肌肤温度上升后毛孔微微打开，这更易于有效分子的运动，对面膜中的精华活性成分吸收也就更好。

　　孕期在选择面膜时，依然要规避医生们常讲的维 A 酸等禁忌成分，着重选择补水、舒缓这一类简单功效的面膜。在质地的选择上，可以着重使用简单又方便的片状面膜，对于容易缺水的部位，例如额头、两颊、下巴，可以在敷好面膜之后额外多涂抹一层厚重的面霜，防止比其他部位干燥。在这个特殊时期有些怀孕的女性油脂分泌量会比平时多很多，因此除了平时的洁面外，使用清洁类的面膜也是不可少的。清洁类面膜主要是平衡油脂分泌，清洁毛孔的污垢，更利于保养品的有效吸收。尽量选择涂抹水洗式的面膜，避免撕拉式面膜，减少对皮肤太大的刺激，让肌肤在温和的环境下越变越好。

【小 P 老师独家秘籍】

　　建议孕妇使用面膜的次数不要过多，在肌肤缺水的状态时每周 2 次足矣。

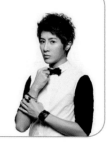

【专家意见】

保养达人川一：面膜当然还是可以敷的，只是孕期最好不要乱用面膜，一旦长期接触到含有汞、铅、砷等对人体有害的元素的面膜以及保养品，这些有害元素会通过血液循环进入胎盘从而对宝宝发育造成危害。孕期因为孕激素的影响，容易造成肌肤缺水干燥，建议准妈妈们孕期要注意做好基础的补水工作，多喝水，多吃蔬果，保持充足的睡眠。可以自制一些有补水功效的天然面膜，如用黄瓜片或蜂蜜敷脸，另外可以用一些具有补水保湿功效的孕妇专用面膜。

【辣妈有话说】

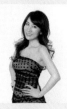

《时尚芭莎》美容副总监武宗杨：我平时会自己做一些面膜，例如绿豆粉面膜清洁效果很好，蜂蜜燕麦则帮助舒缓补水。

5.解决面部水肿的方法大公开

QUESTION

媲美网网友 Estelle：怀孕后期我的脸好像气球一样被"吹"起来了，一照镜子就超郁闷。听说咖啡有消肿的效果，于是喝了大约 200 毫升。妈妈看到了，责备我"这会导致流产"，现在心情更加沮丧了。到底要怎么办呀！

34

  "V"字脸一直以来是女性追求的最佳脸型，怀孕后期由于身体的变化，产生面部浮肿是非常正常的，首先要平复焦虑的情绪。咖啡确实有增加排水的效果，但是如果想要利用喝咖啡来消肿并不是最好的选择。我向北京和睦家医疗相关医师咨询过，他们建议孕期每天饮用不要超过两杯（大概200毫克咖啡因），否则会增加流产、早产或者宝宝体重不足的风险。咖啡本身对孕妇来讲不是绝对的禁忌品，也不会像谣传的那样"咖啡让婴儿肤色变黑"，所以在孕期偶尔喝咖啡的你也不要过于紧张啦！当然，要当个美丽的俏妈咪也不是不可能的事，想要去除面部水肿最好的方法就是按摩。在每天日常护肤时，多用一点时间来给肌肤做个排毒按摩，水肿、松弛都会有效改善。

  市面上有许多可以按摩肌肤的美容产品，其中有一部分是超声波导入的，这种仪器准妈妈要避免使用。另外，现在人气超高的电穿孔美容仪，是利用双极电流的特殊电脉冲原理来达到效果的，这种仪器孕妇也不能使用。美容电器类只有比较简单的蒸脸仪是比较安全的。

  在孕期，手指是最天然和安全的按摩工具，针对面部整体和眼部，通过手指的力度和按摩方向，帮助面部排出废水，在较短的时间内有针对性地塑造紧致轮廓，在还没有彻底变成"嘟嘟脸"之前，快快预防，每天坚持做起来吧！

  先来看一张正确的穴位图，方便更快地寻找你将要按摩的穴位。

眼部去浮肿的方法大公开

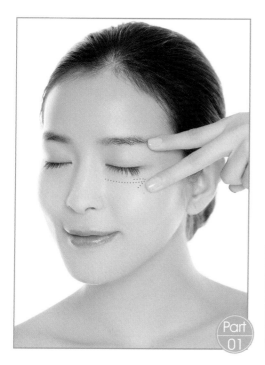

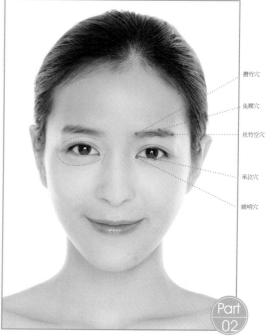

攒竹穴
鱼腰穴
丝竹空穴
承泣穴
睛明穴

PART 1

去除眼部水肿要加强眼周的循环。以左眼为例，首先伸出左手，呈剪刀状与眼睛平行，从眼头向眼尾按摩，手指张开的角度逐渐缩小，对抗地心引力，让多余的废水排向两边。

PART 2

根据图中所示的眼睛穴位，按照攒竹穴、鱼腰穴、丝竹空穴、承泣穴 、睛明穴的顺序，从内向外依次轻轻点按，重复 3 ~ 5 次。正确的穴位点按会让眼周肌肉有完全放松的感觉，加速循环。

面部去浮肿的方法大公开

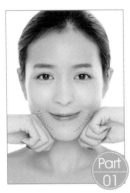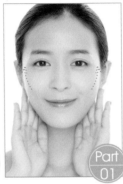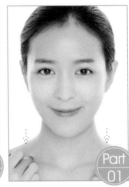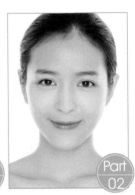

PART 1

手掌半握，从下巴开始，食指贴近下巴向脸颊两侧由下至上提拉，经过两颊到达眼尾，轻轻按压太阳穴，稍作停留后滑向耳后，沿颈部从上至下按摩，最后停留在锁骨两侧。

PART 2

在进行面部排水引导的过程中，经过这些穴位的时候适当按压，可以刺激淋巴活跃度，加快循环，效果加倍。

【专家意见】

保养达人川一：对于面部水肿而言，眼部的水肿最让准妈妈们担忧，如果起床后眼睛浮肿严重，可以将小黄瓜碾碎后包裹在棉质纱布中，并卷成一长条敷于眼部。建议放轻松平躺在床上，把"黄瓜卷"紧紧贴敷于眼部休息 10~15 分钟。在轻松平躺时，多余的水分能更迅速地流向淋巴，排除眼部水肿，另外小黄瓜还能消除黑眼圈。

6. 加强防晒，拒绝长斑

媲美网网友 Doris：怀孕之后脸上长出好多斑，这是妊娠期内分泌紊乱造成的还是紫外线呢？

不管在我的专栏中还是在微博上，我都会跟大家讲防晒的重要性，防晒的目的不仅仅是防止晒黑，更重要的是防止晒老。强烈的紫外线不仅损伤肌肤的表皮细胞，破坏真皮层中的弹力纤维，加速肌肤老化，而且它活化酪胺酸酶，让大量的黑色素沉淀，生成色斑。怀孕中的女性雌激素水平明显升高，雌激素正是让酪胺酸酶活跃的罪魁祸首，而酪胺酸酶则是生成黑色素过程中一种重要的酶，它的活性增加会导致孕妇比普通女性产生黑色素沉积的概率高，所以说怀孕中的女性比普通女性更容易长斑。

因为处于特殊时期，我们没办法对身体的激素水平进行人为的控制，但是至少可以减少黑色素生成的概率，有效的防晒就是最大程度避免长斑的正确做法，要当个美丽的妈妈防晒是绝对不能忽视的。

◆防晒霜的选择

现在市面上的防晒霜基本分为三类：物理防晒、化学防晒、物理与化学混合防晒。

物理防晒的原理是反光离子在皮肤上形成一层防护，通过反射的作用屏蔽掉紫外线。

主要成分有二氧化钛和氧化锌，所以购买时要注意看成分表，这些成分不被皮肤吸收，负担比较小，尤其适合敏感皮肤。

化学防晒的原理是化学物质与皮肤细胞结合，把吸收的紫外线再转化为热量释放出来。一般涂抹化学防晒要20分钟以后才能出门，所以看到这个"友情提示"你就可以轻易分辨了。化学防晒相对物理防晒来讲，肌肤使用的感觉更加清爽，但是致敏的概率也更高。

最后一种是物理与化学的混合防晒，也是市面上销售最多的防晒霜，它集合了两种防晒的特点，适合一般肌肤使用。

北京和睦家医疗皮肤科医师建议：孕期使用防晒霜，优先选择纯物理防晒产品。对于肌肤敏感或者对宝宝的安全意识非常重视的准妈妈来讲，选择孕妇专用的防晒产品也是不错的选择。国外很多知名品牌都是通过生产母婴用品而闻名于全球，它们生产的防晒产品大都是纯物理防晒，并且性质温和，例如 BELLI、PALMER'S、MOTHERCARE 等。

◆ 防晒系数的选择

常见的防晒指数从 SPF15~SPF50 不等，PA 指数也分三种等级，并不是说防晒指数越高就越好。高倍数防晒霜会让肌肤更有"带妆感"，厚重的质地也会在无形中增加肌肤的负担，所以一定要根据你的防晒需求来选择。

PA 后面的"+"的数量表示防晒等级，"+"越多，防晒能力越强。通过 SPF 的标示含义，你可以大致算出有效防晒的时间。我们的肌肤有一个对日晒产生反应的时间，这个时间被称作"最低红斑剂量"，亚洲女性一般在 15 分钟左右，用 15 分钟乘以 SPF 的指数，就是你涂抹这款防晒霜后安全的时间范围。以 SPF10 为例，相乘之后得出 150 的结果，理论上可以在阳光下逗留的时间为 150 分钟，以此类推。如果你仅仅是在城市中活动，一般来讲 SPF15、PA+ 的级别已经足够，况且现在很多 BB 霜、粉底都含有较高的防晒指数，可以安全保护肌肤不被晒伤。随着户外活动时间的延长，要相应地增加 SPF 指数，如果你有长时间去海边度假的打算，那么至少要准备一支 SPF50、PA+++ 的优质防晒霜。

【小 P 老师独家秘籍】

　　无论你选择哪种防晒品，都要尽量选择"目的单纯"的防晒品。现在有很多产品，不管是 BB 霜、粉底还是防晒霜，都在强调"一瓶多用"的功效，虽然它本身是防晒霜，但是里面添加了护肤精华，又可以美白又可以抗衰老，让你在防晒的同时还能保养皮肤。这一类产品是现在彩妆品的流行趋势，但是因为孕妇要避免很多成分，越复杂的组合越容易有风险。记住，孕期挑选护肤品时不要贪心，成分越简单对你越安全。

【辣妈有话说】

　　《嘉人美妆》执行主编张弛：在孕期我对于预防色斑和遮盖色斑同样注意，"防晒＋

润色＋适度的遮瑕"，我选择的是日本的牌子，NATURAGLACE 的珠光防晒隔离乳和 MIMC 有机矿物遮瑕防晒保湿蘑菇头粉底，都是专门针对孕妇的产品。

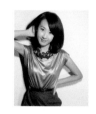

《时尚芭莎》美容副总监武宗杨： 这是重中之重！我每天就算不出门，只在家里阳台做做瑜伽，也会涂防晒霜，所以我的整个孕期一个斑也没有长。

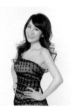

7. 和痘痘肌 say 拜拜

QUESTION

腾讯微博网友＠发誓不做胖子的胖子： 小 P 老师，我原来从来都不长痘痘的，可自从怀孕那天起，几乎每天都冒一个痘，怎么办呀？快帮帮我吧！

ANSWER

很多女性在怀孕的时候都有痘痘的困扰，老一辈的家长们认为长痘痘很可能是因为你怀的是男孩。为此我特地去请教皮肤科专家，他们都表示"完全没有科学依据"。医生说："怀孕期间会有痘痘冒出，原因是妊娠引起身体内分泌失衡，雌激素的突然增加会让油脂分泌旺盛，多余的油脂与灰尘结合，便会造成毛孔的堵塞。"

如果对于痘痘的出现不予理睬，那么越来越多的痘痘只能在产后为你增添"如何淡化痘印"的困扰。所以控制痘痘生长是非常必要的一件事。在这个时期，内分泌的水平不可能随意改变，当然也不能乱用药，但是可以通过一些辅助性的方法让症状缓解。

◆ 心情大过天

首先要保持愉悦的心情，不要过度烦躁。痘痘的出现对于怀孕的女性来讲，其实是一种非常正常的生理现象，这种烦恼不仅仅会出现在你身上，大家都是一样的"待遇"，焦急的心情只能让痘痘越长越旺，其实等分娩过后内分泌恢复正常，痘痘自然会消退。

◆ 清洁、补水很重要

彻底清洁肌肤可以减少油脂在面部的残留，保证每一个毛孔都能通畅地呼吸。如果外出化了妆，或是涂抹了防晒，那么回到家一定要认真地把妆卸干净。

补水可以调节水油平衡，抑制油脂分泌。选择安全温和的洁面产品，每天2次的洁面频率，避免使用含碱过高的成分，否则会引起肌肤干燥。

◆ 饮食调节法

选择具有清凉、收敛作用的食物可以有效避免油脂分泌过旺，西瓜中最接近瓜皮的白色部分是清热的最佳选择。还有橙子、柚子等口感清爽的水果也能起到明显作用，不仅可以直接食用，也可以拿它做成果汁或是酸奶沙拉，让心情更愉悦。

◆ 产品使用禁忌

不要使用专门祛痘的化妆品和药品，尤其是私人美容院调配的"秘方"。因为即使是商场中买到的祛痘产品，医生都无法对"这个产品孕妇是否能用"做出回答。还有很多女性有用抗生素祛痘的习惯，例如大家熟知的红霉素软膏、维 A 酸乳膏，这些对孕妇来讲都是禁忌。

【专家意见】

北京和睦家医疗皮肤科医师袁珊：孕晚期，小汗腺和皮脂腺的分泌活动增加，因此大概 30% ~ 50% 的孕妇会患不同程度的孕期痤疮。控制油脂的药物多有致畸作用，不建议使用。因此，临床建议外用抗生素药膏控制严重感染，并皮肤补水护理即可。

8. 不要被叫"黄脸婆"

QUESTION

媲美网网友 Gloria：我的肤色一直非常暗沉，不管是在孕期还是在刚生完宝宝时，都有明显的肤色不均现象，这是我的身体出现什么问题了吗？还是肌肤本身的原因？请给我一个变白的秘方吧。

ANSWER

想要改善孕期和产后皮肤暗沉的问题，一定要用不同的方法分别对待。产后女性使用保养品没有太多的禁忌，尤其是在哺乳期过后，所以这个时候想要解决暗沉非常简单，可以在一段时间内进行密集美白。除了每天使用美白功效的护肤品外，还可以利用"补水＋美白面膜"。补水面膜好像帮助干燥的海绵湿润一样，为肌肤打开通道，美白面膜便会更好地被吸收，渗入肌底。每周使用 2 ~ 3 片补水面膜，搭配 1 片美白面膜，按照这样的比例坚持 3 周，让肌肤经过 28 天的自我修复，肌肤就能远离暗沉。

在这里我想要强调一下，孕期的暗沉问题主要分为两种情况：第一种是肤色均匀但是整体都很暗沉的肌肤。因为腹部隆起导致夜晚睡眠质量变差，不充足的睡眠让肤色变暗。针对这类情况，我不建议选择功效太复杂的面膜。一方面对化妆品成分不精通的女性对禁忌成分辨识度不高，况且一个成分也可能同时拥有多个名称；另一方面，现在市场上的美白面膜种类丰富，一些隐性成分也许不会标注在包装上，减少复杂的成分可以降低相应的风险。你可以每周固定 2 ~ 3 天使用温和的补水面膜，我们常常在刚洗完脸后看到肌肤是非常明亮的，那是因为肌肤吸收了充足的水分，之后就会呈现出丰盈饱满的水润状态。

第二种情况是肤色不匀的暗沉肌肤，主要暗沉点集中在眼周和唇周，这两个部位的暗沉会降低整个面部的明亮度，增加年龄感和疲惫感。如果你不想被大家称为"黄脸婆"，就要尽快解决。

眼周暗沉

眼睛周围的暗沉，通常被我们称为黑眼圈。黑眼圈不仅仅是睡眠不充足的表现，根本原因是眼周血流不畅，血管堵塞造成的。因为是孕妇，不能擅自使用活血化瘀的药物，所以要通过安全的物理方法来解决：

1.在频繁用眼时至少每隔2小时就放松一下眼睛，可以向远方眺望或转动眼球缓解疲劳。

2. 睡前用无名指温柔地按压眼周的穴位，放松神经，利用眼部按摩霜做简单按摩。

3. 保证充足的睡眠，夜晚 11 点前入睡。

4. 适当使用眼部修复面膜，为肌肤补充能量。

唇周暗沉

唇周的暗沉分为三种情况：第一种是由于清洁不当，造成色素沉积。可以利用化妆棉片蘸取保湿化妆水，在暗沉处局部湿敷后温和地去除角质。第二种是因为女性唇周天生也会长"胡须"。不同于男生的是，它们大都稀疏和细软，呈现出好像绒毛一样的状态，这些小细毛阻碍了光线折射才会导致唇周暗沉。第三种是因为身体原因造成的。同仁堂的刘钊医师说："中医上讲，手阳明大肠经、足阳明胃经绕行于口周，口周围的肌肤与消化系统密切相关，所以改善暗沉的唇部肌肤，保持排泄通畅至关重要。"孕妇因为身体原因本身就非常容易便秘，所以要多吃一些帮助循环代谢的食物才会更好。刘医生给大家的饮食建议是：

1. 多吃含膳食纤维多的食物，例如根茎类蔬菜、水果（果皮与靠近果皮的部位含膳食纤维最丰富）。

2. 多吃多汁的食物，例如西瓜。

3. 多吃含油脂丰富的食物，例如芝麻、坚果类食物。

【专家意见】

时尚彩妆护肤专家李铭泽：面对孕期和产后的肤色暗沉和长斑的情况，切勿胡乱使用一些广告上号称速效淡斑的产品，以免不法商家在产品中添加铅汞等有害物质，危及自己和宝宝的健康。面部斑点需要注意防晒，而且要代谢掉色素沉淀不是一朝一夕的事情，皮肤自身的新陈代谢一般是 28 天左右为一个周期。建议可以使用玫瑰花、凌霄花泡水喝，玫瑰花具有很好的理气疏肝的作用，而凌霄花有很好的凉血消斑功效。

9. 淡妆，让幸福的准妈妈更美

QUESTION

媲美网网友 Josie：我是个上班族，怀孕了还是要工作，常常要与客户会面，不化妆觉得不礼貌，但又怕化妆对宝宝不好，到底怀孕能不能化妆呢？

ANSWER

先讲一个题外话吧，大多数女性在怀孕后心理上都有小小的变化。一方面这时候本身情绪波动会比较大，容易敏感；另一方面因为身材发生了改变，不再像怀孕前那样苗条，加上睡眠质量下降导致面色暗沉，所以偶尔肌肤出现些小状况，有些孕期的女性会因此心情不好。其实我觉得怀孕本身能够让你变得更有吸引力，因为你正在做一件最伟大的事情：孕育生命。但是，同时你也要为自己增加被爱的筹码，在保证健康的前提之下，多花一点点心思来修饰自己，让身边的每一个人见到你时都觉得赏心悦目，一起充满希望地迎接宝宝的诞生。而化妆就是一种让自己迅速变得更美的方式。

其实孕期是可以化妆的，当然，前提是使用安全的粉底。这首先要满足下面几个条件：

1.正规销售渠道购买。2.成分较单一。与选防晒霜道理相同,避免同时具有"添加营养成分""添加抗衰老成分"的产品,不可以含有维A酸等禁忌成分。3.尽量选择安全的纯植物品牌,或者专门针对孕妇的彩妆品。除去底妆之外,其他的彩妆品选择其实和孕前使用没有太大的区别,但是在这里我还是要说明一下选择唇部彩妆品的禁忌。

有安全常识的准妈妈都会注意到,不管是网络信息还是专家们都会告诉你:"怀孕了就不要涂口红了。"为什么口红被列为禁忌单品呢?根本原因是:唇膏一般分为具有滋润效果的润唇膏和改善唇色的有色唇膏,具有滋润效果的润唇膏就算排除对孕妇有害的敏感成分,它黏稠的质地也有较强的吸附性,容易将空气中的尘埃、细菌、病毒及一些重金属离子吸附在嘴唇黏膜上,当喝水、进食时附在润唇膏上的有害物质就会进入身体,影响胎儿健康;如果是带有润色效果的有色唇膏,往往添加了各种香料、颜色、蜡质等化学成分,质量问题也无法判断,更加不适合准妈妈使用。

难道孕期就要完全放弃对唇部的护理吗?爱美的女性即使怀孕也不应该放弃对美丽的追求。

◆ 你可以这样解决唇部干燥问题

想要解决唇部干燥的问题,保证充足的水分是关键。一个简单的方法就能瞬间改善干燥状况。在洗澡过后或是进行热毛巾湿敷后,涂抹可以食用的橄榄油或者蜂蜜,让油脂充分滋养唇部,停留15分钟后清除多余残留。如果在你想要外出时,为了预防唇部干裂,也可以选择天然维生素E,刺破表面后把油脂涂抹在唇部,薄薄一层就能抵挡干燥。

◆ 你可以这样拥有亮丽的唇色

亮丽的唇色不一定非要有多么高的显色度或者紧跟时尚，营造标新立异的个性唇色，相反流露着健康感和明亮感的自然唇色才更美。由于怀孕期间身体激素变化导致唇色变深，看上去充满年龄感和疲惫感，所以只要淡化唇色就能有很好的效果。比如多多喝水加快新陈代谢，让暗沉的色素快点被代谢掉。多吃含有维生素 C 的水果，充足的维生素 C 不仅淡化唇色，肌肤也会更明亮。安全的方法总是不会立刻见效，需要你长期坚持。但是它的好处是，当你停下来时也不会立刻回到原貌。当然，也有一些是在家就方便做的 DIY 方法，以蜂蜜为基础成分，添加天然珍珠粉调和呈现黏稠的质地，然后涂于唇部，20 分钟后洗掉。这是一个可以每天做的唇膜，坚持一周就可以看到明显的变化。

【专家意见】

北京和睦家医疗皮肤科医师袁姗：孕期的女性如果唇部或身体干燥，可以涂抹适量的凡士林来缓解。

【辣妈有话说】

《嘉人》资深美容编辑刘新颖：孕妈妈要上妆时，可以选择天然的矿物质底妆，这样对于肌肤来说不会有负担，透气性也好，天然成分让人更安心。

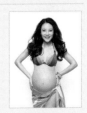

媲美网魔发秀人气模特吴遥：因为孕期还在做街拍模特的工作，所以一直都在化妆，化妆不仅没有影响到我和宝宝的健康，反而在孕期让我觉得自己美美的，心情更愉悦。现在宝宝出生了，非常健康。

【小 P 老师独家秘籍】

　　对于准妈妈们来讲，选择唇部产品，安全的成分是关键。"天然成分""植物配方"是首选，最好可以获得 "孕妇使用"的认证。顺便啰唆一句，质地较黏稠的唇部产品，用量一定要少，防止灰尘粘黏在唇部，涂抹停留片刻后也可以用纸巾轻轻按压，进食前可以先做简单的清洁。

曼秀雷敦天然植物润唇膏系列

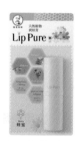

　　这个系列的唇膏价格十分亲民，采用天然的蜂蜡和100% 食品级的成分，对于普通人来讲即使误食也没有关系，孕妇也可以放心使用，质地非常温和。

馥蕾诗澄糖丰盈致润护唇膏

　　唇部老化的角质要依靠专业的磨砂产品去除，才能保证唇膏有效被吸收，保持健康的完美印象。这款磨砂膏非常安全和温和，利用澄糖颗粒帮助唇部恢复水润状态，搭配同系列唇膏，效果更加出众。目前这个品牌对于国内来讲比较新，但其实它在国外已经拥有了悠久的历史，从 2012 年底进入中国后，短时间内就拥有了超级多的粉丝。

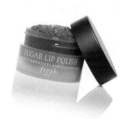

欧舒丹乳木果润泽护唇膏

　　乳木果是非常滋润的一种植物，即使涂抹薄薄一层也可以让唇部得到充分的滋养，不会产生干燥的感觉。我身边很多新妈妈都在用这一款。

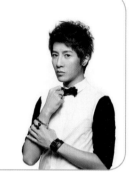

10. 为不同职业的孕妈打造三种风格美妆

QUESTION

　　爱败妈妈网论坛 Vicky：我是一个怀孕 6 个月的职场准妈妈，因为最近自己气色很差，不知道怎样化妆才能让我在职场中看起来干练又精神。

　　爱败妈妈网论坛茜茜：我是一个"全职孕妇"，除了宅在家就是出门散步。外出时我希望自己看起来有温暖的好气色，需要怎么做呢？

ANSWER

　　怀孕的女性因为身份的不同，对于妆容的需求也不同，有的希望拥有好气色，有的希望在职场中看起来精力充沛，还有人希望在外聚会时看起来更加有幸福感。针对这三种需求，你可以先从底妆着手，循序渐进地完成自己的妆容。

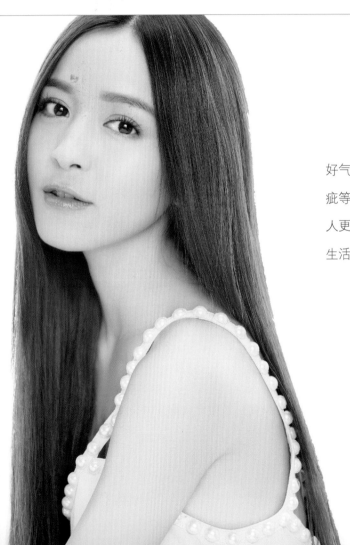

底妆
满足好气色
妆容需求

　　没有暗沉烦恼的肌肤可以拥有充满好气色的妆容。通过均匀肤色、遮盖瑕疵等底妆的修饰，你可以看起来比同龄人更加年轻和充满活力。它适用于日常生活的任何场合，让你变得与众不同。

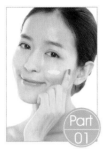 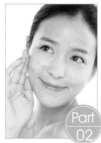 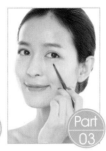 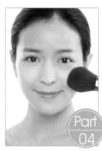 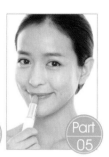

Part 1

首先选择适合自己肤色的饰底乳。如果你的肌肤暗沉发黄，可以选择偏紫色的底妆产品；如果你是容易发红的肌肤，可以选择偏绿色的饰底产品。通过对比色的调节，肤色的明亮感会增加，后续底妆色彩更明亮和自然。

Part 2

选择与肤色最相近的粉底液。当然，如果是在阳光强烈的夏季，你也可以用具有高防晒倍数的润色 BB 霜代替。涂抹时可以放弃毛刷、海绵这些容易滋生细菌的工具，取而代之的是你的双手，体温发挥传导功能，它让妆容更加轻薄、服帖、自然。根据面部面积取适量于掌心，双手相对仿佛涂抹护肤品一样均匀揉开，然后好像盖章一样按压在整个面部，尽量避开眼睛下方，避免有妆感很重的尴尬，在不容易涂抹到的鼻翼、眼角内侧用指腹轻轻揉开，直至肤色统一。

Part 3

明亮的眼睛是描绘眼线和睫毛的前提，所以首先要遮盖黑眼圈和眼袋。但需要注意的是下眼睑向下至少要留出 1 毫米的距离不要涂抹，这样才不会显得很刻意，眼睛也会显得更大。眼袋不要整体涂抹遮瑕，只在眼袋下方的阴影处涂抹就够了，否则适得其反。对于痘痘、斑点等暗沉部位使用局部遮瑕膏，先用毛刷涂抹在要遮盖的部位，再用手指慢慢晕开，对于有明显突起的痘痘可以在周围进行遮盖。

Part 4

整体定妆，然后在额头、鼻梁、眉骨、苹果肌、下巴使用具有提亮效果的产品可以让五官看起来更立体。粉末状高光产品通常粉质较细，不经意地吸入鼻腔容易引发敏感，不利于孕妇使用。所以最好使用膏状质地，或者比肤色略浅的粉底，同样可以收到局部提亮的效果。

Part 5

好气色的底妆少不了健康的润泽的嘴唇，所以选择安全无色又无味的唇部护理产品可以避免干燥、脱皮的尴尬。

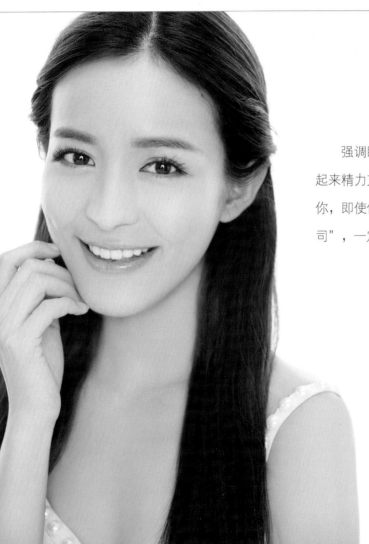

精致眼妆

让眼神充满活力

　　强调眼线和睫毛的存在感，可以让你看起来精力充沛。这样的妆容适合在职场中的你，即使你的身份由上司转换为"怀孕的上司"，一定也要保持原有的威信和领导力。

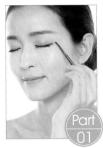 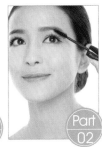 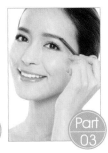 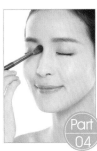 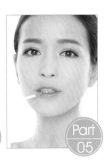

Part 1

描绘眼线。对于容易晕妆的眼睛要选择眼线液来完成。从眼角的内侧开始，沿睫毛根部描绘，到达眼尾处，延伸出 1～2 毫米即可。对于眼睛非常圆润的女性，拉长眼睛会更显干练。具体做法是忽略内眼角的位置，从瞳孔向上的垂直线开始着笔，向眼尾描绘，强调眼尾的延长，弱化整个眼睛的高度，细长的眼睛更显锐气。

Part 2

强调睫毛。只要分别准备具有纤长和浓密效果的睫毛膏就足够了。首先利用纤长睫毛膏拉长睫毛的长度，注意要垂直涂抹，避免粘连；然后使用浓密睫毛膏，按 Z 字形涂抹，让睫毛看起来更加丰盈，强调更有精神的眼睛。

Part 3

选择与发色相近的眉粉涂抹眉毛，这样营造出来的眉形更加自然，没有明显的棱角和轮廓，让准妈妈们看起来更加温和。对于天生眉毛就很少的女性来讲，描绘完整个眉毛的形状之后可以用相同颜色的睫毛膏轻刷，这样做眉毛看起来更加浓密和立体。

Part 4

完整的眉毛修饰也要顾及鼻梁两侧，利用更大的刷头从眉头向鼻翼延伸，这样个仪让鼻梁看起来更加立体，眼睛的神采也在无形中加分。

Part 5

职场中的唇妆可以在滋润的基础上稍加一点亮度，选择孕妇可用的无色唇蜜是最好的选择。需要注意的是避免使用带有闪亮颗粒的成分。为了宝宝的健康，在涂抹之后用纸巾轻抿，避免误食。

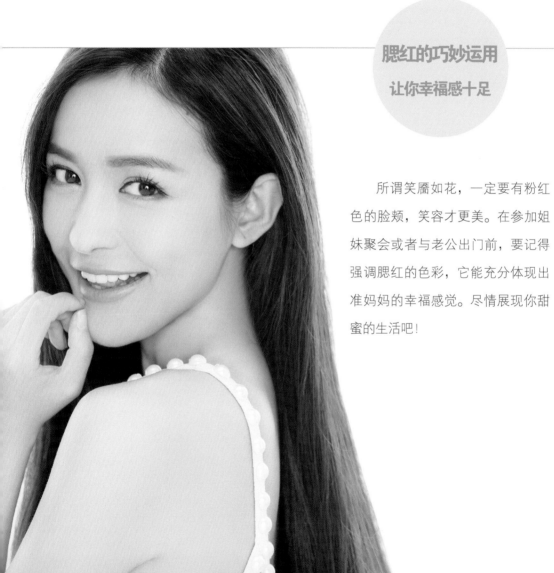

腮红的巧妙运用

让你幸福感十足

　　所谓笑靥如花，一定要有粉红色的脸颊，笑容才更美。在参加姐妹聚会或者与老公出门前，要记得强调腮红的色彩，它能充分体现出准妈妈的幸福感觉。尽情展现你甜蜜的生活吧！

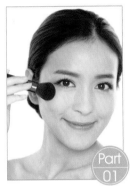 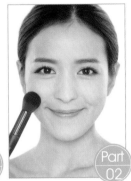 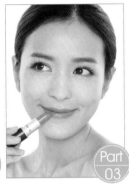 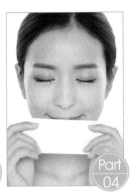

Part 1

在准备涂抹腮红的脸颊上先轻扫高光，这会让腮红的颜色更加明亮。化妆刷剩余的残留轻扫眼尾周围的"C"字区域，增加明亮感。

Part 2

使用粉末状腮红时，蘸取腮红的同时转动腮红刷，让刷头每一个角度都有腮红附着，之后轻轻在空中抖动，少量的腮红利用画圈圈的方式轻扫在苹果肌上。

Part 3

为了使带有腮红的妆容更加协调，唇部的修饰也要增加一点粉嫩的元素。涂抹时注意控制用量，尽量远离牙齿的那一边，点缀在唇部之后用棉棒自然晕开。

Part 4

因为唇膏的质地相对浓稠，所以出门在外更容易沾染灰尘。在涂抹唇膏之后用纸巾吸取多余的油脂，在饭前记得用湿巾擦拭干净，避免误食。

56

《瑞丽服饰美容》美容总监李金晶：我化妆时偏向营造有精神的感

觉，总是利用眼线来强调。

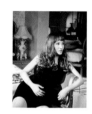

11. 彻底卸妆，肌肤无负担再入眠

QUESTION

新浪微博网友 @ 茉莉小强：我觉得卸妆产品太刺激皮肤了，孕期我化的妆也挺淡的，所以都直接用洗面奶洗，这样 OK 吗？

ANSWER

不管妆容的浓淡，只要使用了粉底，甚至只是防晒霜，理论上也是要使用卸妆产品的。当然，针对淡妆你可以选择温和的卸妆产品。

市面上常见的卸妆产品有卸妆油、眼唇卸妆液、卸妆湿巾、卸妆乳、卸妆啫喱和卸妆水，它们的卸妆强度也是按照这个顺序从强到弱排列的。根据不同卸妆产品的质地，其中的成分也不同。怀孕中的女性一般面部肌肤容易出油，更喜欢清爽的感觉，加上妆容不会过于浓厚，所以对于卸妆油的使用率最低；眼唇卸妆液专门用于眼妆和唇妆这类色彩比较重的部位；卸妆湿巾主要是为了方便使用，使用之前要先看一下成分表中是否含有酒精成分；卸妆乳、卸妆啫喱、卸妆水都属于温和卸妆品的同类，适合卸除一般彩妆，适合大多数准妈妈使用。

【小 P 老师独家秘籍】

因为孕妇本来肌肤就容易敏感，在选择卸妆产品时最好选择纯天然的成分。卸妆时不要追求节省用量，用量太少的话会增加与肌肤的摩擦力，利用轻柔按摩的卸除手法最温和有效。

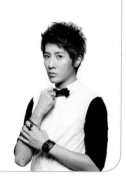

【辣妈有话说】

《嘉人美妆》执行主编张弛：怀孕期间我很喜欢 TRILOGY 的有机野玫瑰卸妆洁面乳，温和，也很安全，虽然卸妆功效平平，但本身怀孕时期就不会化太浓的妆，所以也够用了。

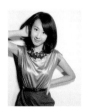

12. 孕期也别忘记去角质

媲美网网友缇娜：我是怀孕 4 个月的准妈妈，论坛中有些宝妈说怀孕时去角质就可以不长痘痘，效果特好，有的说因为去角质都变敏感肌了。到底孕期能不能去角质呢？

孕期去角质没有统一的答案，"能"或者"不能"，都要根据自己肌肤的特点和孕前的护肤习惯，不可以一概而论。如果孕前几乎都没有去角质的习惯，那么孕后为了"不长痘"而刻意去角质，得到的结论只能是引发敏感。

为什么大家都在讨论去角质这件事呢？去角质到底有什么作用呢？在我们年纪比较小的时候，因为新陈代谢非常活跃，所以不需要外力来帮助角质层脱落，自己就能实现自我循环，时刻保持青春状态。25 岁以后，肌肤进入熟龄期，就需要借助外力来推进新陈代谢的速度，让废弃的角质层剥落，新的肌肤就会营造一种更加细腻年轻的印象。孕妇与普通人相比，肌肤状况相对特殊。去角质本身不是孕期的禁忌，但是因为在孕后期肌肤容易干燥和瘙痒，所以要适当减少去角质的次数，以减少敏感的可能。孕期因荷尔蒙激烈变化，肌肤容易出现出油、暗沉及痘痘等各种问题，特别是夏天，非常容易出汗出油。如果不去角质，会导致油脂大量堆积，毛孔堵塞。如果你在孕期肌肤的出油量比较大，可以选择温和的去角质产品防止痘痘滋生。

以下不适合去角质的人群：

1. 年轻的准妈妈

随着生育年龄的低龄化，越来越多的"90后"妈妈出现了。因为年龄比较小，肌肤状态处于最年轻活跃的阶段，即使偶尔忽略保养也不会被"衰老"困扰，所以不需要额外去角质。

2. 孕前就几乎不去角质的女性

对于孕前就没有去角质习惯的女性，怀孕之后就不要跟风啦！大多数没有去角质习惯的女性都是敏感肌肤，对于论坛中热门的话题要先进行自我筛查，如果你对它的效果不是非常有把握，"风险大于意义"的事情就不要轻易尝试了。

3. 肌肤敏感的人

据和睦家皮肤科的医师说，敏感肌肤不仅对化妆品中的某些成分过敏，还会对产品的质地有严格要求。大多数去角质产品都含有研磨颗粒，所以即使选择最温和的去角质产品，依然有可能引发敏感肌的症状，脱皮、红痒、红血丝等一系列问题就会随之而来，得不偿失。

【 小 P 老师独家秘籍 】

说起去角质，大家可能首先想到的都是琳琅满目的专业去角质产品。其实，想要达到去除角质的目的，在日常保养的过程中也可以做到。当你洗完澡之后先别着急涂抹保养品，把化妆水倒在化妆棉上，化妆水的量要稍微多一些，把棉片夹在手上，从脸中间到脸颊两边的轻轻拭擦，也可以把自己的脸想象成为一个圆，鼻头则想象成圆心，从圆心开始向外延伸，洗澡时热蒸汽让废弃的角质软化，在摩擦的过程中，角质和毛孔里的灰尘都被轻松地带走了，之后再涂抹保养品，效果加倍。

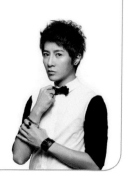

【专家意见】

时尚彩妆护肤专家李铭泽： 随着肌肤的新陈代谢，表皮层就会逐渐堆积老厚的角质层，如果不定期清理老厚角质，它还会抢去肌肤表面的水分，让人看起来肤质粗糙干燥，面色暗沉。同时，老厚角质还会阻挡保养品的渗透，让保养品的功效大打折扣。孕期皮肤本来就容易出现缺水的干燥状况，所以更要定期对角质进行清理。但是孕期肤质也较为敏感，不太建议使用磨砂型的去角质产品，以及化学型的去角质产品，以免太过刺激皮肤。其实可以使用酸奶按摩面部，有很好的去角质效果，而且比较安全无刺激。

【辣妈有话说】

媲美网总编杜鹃： 孕期去角质的频率比以前低。我有好几支洗面奶功效都不同，每周至少使用三次具有小颗粒的去角质功效洁面产品。另外 SKINFOOD 的黑糖面膜和 INNISFREE 的火山泥面膜也是便宜又好用的清洁型面膜，尤其是黑糖面膜，去除老化角质功效显著。

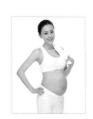

13. 精油，有人爱有人怕

用用了，每天打扮……………………………，请问精油对我们孕妇来讲真的是禁忌吗？

ANSWER

其实我自己也非常喜欢精油，只是我用精油的方式不是在身体上，而是香薰。在出差的时候把熟悉的气味带在身边，这样夜晚便能更好入睡，用充沛的精神来迎接第二天紧张的工作行程。精油不管怎么用，都会发挥属于它的独特功效。医生对于怀孕女性的建议通常是：孕期就不要使用精油了，不管涂抹身体还是用作香薰。不过医生口中"不可以用的精油"通常是指单方精油和复方精油。鉴于精油种类繁多，我先简单"扫扫盲"吧！

精油分为基础油、单方精油和复方精油三种。

一、基础油

它们来源于植物果实、种子、枝叶的压榨萃取，像我们熟知的甜杏仁油、葡萄籽油、荷荷巴油等都是基础油。因为单方精油纯度很高，直接使用会对肌肤造成刺激，所以它的作用是稀释单方精油，通过它独特的渗入性把单方精油的精髓传递给肌底，同时它也是很好的肌肤保湿油，也可以单独使用。基础油通常没有太多气味，功效也非常单一，就是简单的滋润肌肤，所以孕期对常见的基础油没有太多限制，一般用于头发的保养和妊娠纹的预防。

二、单方精油

这是我们印象里最常出现的一类油，它是某一种植物萃取的植物精油，气味非常浓郁，同时也具有植物本身的特定功效。比如薰衣草精油，它促进睡眠、调理神经；尤加利精油，杀菌、防止蚊虫叮咬；甜橙精油，提升愉悦感，放松心情等。因为功效性太强，所以很多精油对孕妇来讲都是禁忌，不建议使用。如果一定要用，也要避开孕期的前 16 周，并在医生的允许下，减少一半用量使用。

三、复方精油

它其实就是两种以上的单方精油与一种基础油混合后的产品，可以达到某种特定的目的，例如美白、瘦身、抗衰老等等。通过精油之间的相互作用，它比单独使用一种精油的效果更显著。但是这类精油比单方精油更危险，因为它添加的单方精油成分是未知的，即使包装有明确的介绍，也没有办法保证无其他成分添加，所以孕期这类精油还是不用为妙。

【专家意见】

北京和睦家医疗赵亚薇医师：制作精油的植物在萃取蒸馏的过程中产生的液体分层分别是：100% 的植物精油、纯露和香薰级别的精油。这些成分分子量小，即使浓度很低，也很容易被皮肤吸收，所以孕期尽量少用或不用。但是选择适当的精油用于芳香治疗可以调整情绪，缓解身体不适，改善睡眠。所以，精油有害也有益，用法很关键。

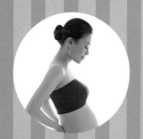
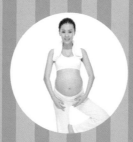
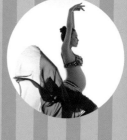

THE BEAUTY OF

PREGNANT

WOMEN

第二章

身体保养篇

要说孕期给女性带来最大的改变，应该就是身体的变化了。当原本纤细的身肌在怀孕之后变得没有了曲线，你会选择宽大的肥衫还是凸显小腹的短裙？当身体肌肤疏于保养渐渐没有了光泽感，你会放任身材和肌肤的变化，还是会比平时更精心地保养？

孕妇真的不是邋遢、随意的代名词。我知道很多女性都很羡慕那些把自己打扮得非常漂亮的女性。在我看来，想要变美的第一步，就是立刻、马上、现在就要行动起来，而不是一直感叹"别人怎么会这么美"。要知道，想要变美，即使在孕期你也可以轻松做到。每个女性都有很多面，在没有怀孕的时候，你有千万种性格吸引着他，温柔的、可爱的、泼辣的、聪慧的、优雅的、性感的。在怀孕之后你依然是那个充满魅力的你，依然要精心打扮，展现出即将做妈妈的幸福感和慈爱形象，同时也一定不要丢掉女性专属的那一份独特的魅力。

想要成为大家都羡慕的辣妈吗？翻开接下来的内容，并且接受将要变美的自己，不久你就会发现：你离理想中那个完美的自己越来越近。

1. 孕期该不该控制饮食？

媲美网网友 titi：怀孕之后家人特别照顾我，尤其是在饮食方面，婆婆每天都炖各种好吃的，我也吃得不亦乐乎。一方面是自己也觉得这个时期身体需要营养，另一方面不忍心辜负大家对我的关怀。看着日渐胖起来的身体，我想是不是有必要控制一下了。

孕期因为准妈妈的身份，自然会受到家人对你的悉心照顾，有的女性在这时会对食物没有太多限制，过度摄取高热量的食物；有的女性则为了保持身材，减肥的计划在孕期也不怠慢。这两种方式都过于极端，孕妇既要保证充足的营养摄取，又不能过度饮食导致营养过剩，合理地控制体重是孕期首要的安全准则。通常建议体重增加在 10~12 公斤为宜。当然，双胞胎除外。

通常在产检时，有的医生会这样建议你控制体重，"均衡饮食，少量多餐，避免摄入高糖食物，多选择优质蛋白，饮食少盐少糖"等。很多女性对于"高糖食物""优质蛋白"这样的食物辨识度不高，并不清楚具体的食物分别是哪些。在这里我请营养师为大家制定特别的"孕期健康食材大公开"，让你在孕期既满足营养，又不会过度发胖。

孕期健康食材大公开

孕妇每日摄入蛋白质（来自多种食物）、脂肪（来自植物油、坚果等）、碳水化合物（来自水果、主食等）的比例应为 30%、20%、50%。

你要控制摄入的食物是……

各种高糖食品以及升糖指数较高的食物：

主食类：油炸食品、动物脂肪、薯条、白米粥、白面包

调味品：番茄酱、花生酱、白糖、奶油、常见沙拉酱

零　食：糖果、蜜饯、糖水罐头、汽水、可乐、咖啡、浓茶、运动型饮料、黄油、肥肉、油炸食品、油酥点心、冰激凌、全脂牛奶。

蔬　菜：南瓜

水　果：木瓜、芒果、葡萄、猕猴桃、菠萝、西瓜、香蕉

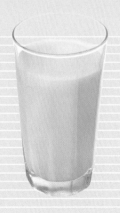

你可以放心吃的食物是……

从营养角度来讲,很多食物含有蛋白质,其食物来源分为植物性蛋白质和动物性蛋白质。但是蛋白营养价值比较高的,在消化吸收以后更容易被身体利用的多为动物性蛋白质。如：蛋类、脱脂牛奶、鱼虾、牛羊肉、猪肉、禽类。在植物性蛋白质中豆类是非常好的蛋白质来源,尤其是大豆。

如果两种或两种以上食物蛋白质混合食用,可以相互补充,从而提高蛋白质的利用率,食用时间愈接近愈好,同时食用最好。搭配的种类愈多愈好,单独食用就不如将它们混合食用好,如杂粮粥、燕麦牛奶等。若在植物性食物的基础上添加动物性食物,蛋白质的利用度就会增加。饮食结构合理、适量可以使孕期母体和胎儿体重控制在合理范围内,也没有缺乏营养,增加了顺产的机会。

在早孕反应期间,食物以合口为主,在中晚孕期需要讲究合理膳食,少量多餐。食谱举例

早餐：鸡蛋面

加餐：牛奶、杏仁

午餐：米饭、胡萝卜焖排骨、虾皮、花菇煮菜心、鱿鱼爆西兰花

加餐：苹果

晚餐：米饭、芹菜豆腐皮炒肉丝、蒜蓉生菜、黑鱼汤

加餐：饼干、酸奶

【辣妈有话说】

《瑞丽服饰美容》美容总监李金晶：孕期我会刻意控制体重，即使是家人特别关照要多吃一点，自己也会只挑选热量低的食物，甜食、高热量食品是禁忌。希望像很多日本女性一样，即使怀孕也能看上去很苗条。

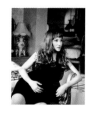

《嘉人》资深美容编辑刘新颖：我觉得在体重增长最快的第七、八、九这三个月，要适当控制饮食，尤其是甜食的摄取，不能让体重过度增长，不但会导致准妈妈的妊娠期糖尿病，更会影响胎儿。

《时尚芭莎》美容副总监武宗杨：我基本没有吃过米饭，主食只吃红薯和玉米。这也是和小S学的。产后坐月子也没有喝什么肉汤，只是正常的饮食搭配，所以出了月子就只比生孩子之前重10斤。

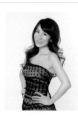

2. 孕期水肿别担心

QUESTION

媲美网网友小樱樱：怀孕34周，我终于和大家一样"肿"了，尤其是脚背，鞋都小了，难道我就要一直在这种状态下度过，直到生完宝宝吗？

似乎每一个准妈妈在孕后期都会出现肿胀的问题，一方面是由于体内的激素发生了巨大的变化，非常容易出现水肿的现象；另一方面因为日益变大的腹腔压迫静脉，影响血液回流，受到阻碍而引起水肿，而且腹部的体积和体重也会慢慢地增加，胳膊、双腿、脚踝便会出现不同程度的肿胀。像小樱樱说到的这种脚面浮肿的现象非常普遍，接下来我就跟大家分享一些缓解日常肿胀的小方法，通过以下两个方法可以有效缓解水肿。现在就开始做起来吧！

◆ 生活习惯改善法

1. 适当把脚抬高

抬高双腿可以让循环有效地回流，减轻对双脚的压力。平时坐在沙发上时，可以垫一个高度相当于沙发高度一半的板凳，伸直双腿，不要超过屁股的高度。对于职场中的准妈妈来讲，避免穿着过于紧窄的鞋，在办公桌下方也可以放一个具有一定高度的物品，缓解水肿。

2. 养成散步的好习惯

很多女性因为脚肿，便长时间坐着，其实这样会加重水肿。正确的做法是每天保证半小时左右的散步时间，积极地参加自己承受范围内的体育运动，因为适当的运动可以促进血液循环，让水肿快快消失。

3. 睡前 1 小时不过度饮水

喝水其实也是加快身体循环的好方法，但是睡前 1 小时尽量避免，因为它不仅会增加你起夜的次数，第二天醒来时水肿还会更加严重。

◆ 饮食调节法

通过食疗的方法也可以迅速缓解水肿。日常饮食控制对盐的摄取，我们周末或是平日休闲的时间可以自己在家制作一些美食，通过饮食的调节，加速身体内部的循环，排出毒素，不仅能缓解水肿，就连肌肤的明亮度都会有明显提升。

冬瓜干贝汤

冬瓜是非常好的利水清热的食物，帮助身体排出不需要的废水，非常适合有水肿的孕妇；而干贝则可以增加优质蛋白和孕妇所需要的锌，滋阴效果很好。这个汤的做法非常简单，以这两种食物为基本食材，放置在沸腾的清水中煮熟，根据个人饮食习惯也可以同时加入海带、山药、鸡肉丁等食材搭配，最后放入调味料即可。

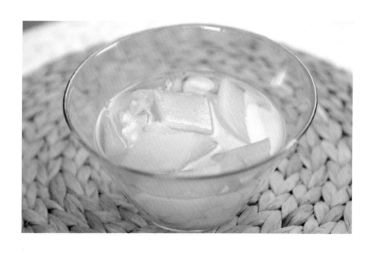

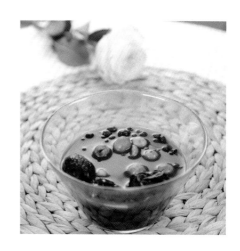

山药莲子红豆粥

山药、莲子、红豆这三种食物除了具有很好的排水效果外，山药含有大量的黏液蛋白、维生素及微量元素，尤其对女性非常有好处。莲子具有安神的效果，红豆更是滋补身体的佳品。把这三种食材放在一起彻底炖熟，然后添加蜂蜜或者白糖，可以当做早餐或是下午茶来食用，不仅让水肿很快消失，甜蜜的味道也让心情瞬间变得愉快。

【专家意见】

保养达人川一：怀孕以后会不会出现浮肿是因人而异的。通常在保证每天良好睡眠的前提下配合休息静养，心脏、肝脏、肾脏等器官负担都会减少，水肿就会减轻或消失。另外适时适度的运动也很重要，常常保持手足温暖，以利气、血、水循环畅通，则积水不留。在饮食上建议不妨多吃些有助于身体排水的食物来消肿会更好，如冬瓜、西瓜都是非常不错的选择。

74

【辣妈有话说】

《嘉人》资深美容编辑刘新颖： 水肿的问题是孕后期会出现的（第七、八、九个月），这三个月出现水肿的概率将近 80%，这个我觉得是无法避免的。还是要增加准妈妈的活动量，多运动，对于浮肿的改善才会最有效。

3. 给自己多一点儿活力

QUESTION

媲美网网友怕热的小乖： 孕期我基本上不活动，不知道是不是心理原因，总觉得怀孕之后身体变得沉重，站起来都觉得费劲，所以不是躺着就是坐着。医生建议我去游泳，可是我根本就不会游啊！

ANSWER

孕期适当的缓慢的运动非常必要，通过运动对身体的刺激，一方面对自己本身有好处，促进血液循环，提高血液中的含氧量，消除疲劳感，更利于顺产；另一方面对宝宝也非常有好处，刺激他的大脑和各器官发育，增强对营养的吸收能力。适合孕期的运动项目有很多，它们各自都有不同的功效。根据和睦家专业医师对孕妇的运动建议，我们推荐给大家最安全和最有益的三项运动：

◆ 散步

这是孕期最安全的运动，因为它足够温和。一双合脚又舒适的鞋，一个幽静又有好空气的环境，不仅可以强化心血管功能，让身体更加健康，同时它还是拉近你和家人情感的最佳方式。在散步时与你的家人一起聊聊今天发生的开心事，分享欢乐，或是化解生活中不必要的误会，让一切烦恼快快消失。

◆ 游泳

专业的医生和健身专家都认为游泳是孕期最佳的锻炼方式，因为它可以锻炼到平时忽略的臂部和腿部肌肉，对心血管非常有好处，而且也让越来越笨重的身体在水中感到更加自在。但是就像是前面网友讲到的，如果你孕前从来没有尝试过游泳，就没有必要在孕期里刻意去学，毕竟安全才是最重要的。另外游泳时要注意泳池中水的清洁度是否达到基本要求，在寒冷的季节里记得上岸后立刻擦干身体，不要感冒。

◆ 瑜伽

很多城市都有专门针对孕妇开设的瑜伽课程，它与常规的瑜伽相比动作的尺度更保守，对于身体训练的目的性更强。如果你想要通过顺产的方式分娩，坚持做孕妇瑜伽，可以得到软化宫颈、调整胎位的效果。

在这里我要强调一下，虽然运动非常有益孕妇健康，但是我建议大家还是先按照个人的运动习惯来合理安排，如果你孕前根本就不怎么运动，孕期为了要顺产或者为了要达到某个身体需求，刻意地加大运动量，这样效果反而非常不好。孕前完全不运动的女性，最好先从最温和的散步开始，通过慢走循序渐进，才能享受运动带来的真正好处。

【专家意见】

北京和睦家康复医院儿童及产后康复主任宋小燕：顺产是最自然的分娩方式，也是最佳分娩方式。要想成功顺产，首先要在孕期控制好体重，其次每天要有一个半小时左右的散步，通常饭后散步更理想。

【小 P 老师独家秘籍】

论坛中看到有的女性会通过爬楼梯来锻炼身体，其实这项运动是医生不建议的。因为它会增加脊椎的压力以及膝关节的损伤，尤其在下楼梯时，对膝关节的冲击更大。当然，如果你住在 6 层以下，并且孕前已经养成了不乘电梯的环保习惯，这么高的楼层爬楼梯不会有影响。这里指的是用爬楼梯代替另外一项运动，在短时间内上上下下地集中锻炼，这样就不可取了。其实想要活动身体，除了上面讲到的最适宜的三种项目之外，对于依然在职场上的准妈妈来讲，奔波于上下班的路途和穿行于大大小小的办公桌已经是不小的运动量了。而对于在家中的准全职妈妈来讲，适当做一些家务也有很好的运动效果，只是记得要避免过度弯腰和提重物即可。

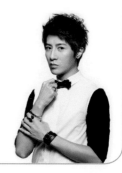

【辣妈有话说】

《时尚芭莎》美容副总监武宗杨：我从怀孕 12 周到 36 周坚持游泳，每隔一天去一次。这对于控制体重，顺产的呼吸调节以及产后肌肉皮肤保持弹性都非常重要。另外在家我也会隔一天做一次瑜伽，集中在早上做。孕期瑜伽按照孕周设计的瑜伽动作，非常贴心。

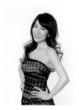

4. 正确看待"妊娠纹"

QUESTION

新浪微博网友@小怪兽：无意中看到表姐身上的妊娠纹，着实把我吓到了，想到自己怀孕也要长妊娠纹，连结婚的念想都断了啊！妊娠纹是每一个孕妇必长的吗？怎么能避免它出现呢？万一有了妊娠纹是不是就不能消除了？

ANSWER

其实之所以单独讲妊娠纹，是因为它是很多怀孕女性最介意的事情之一。虽然说这种纹路会在产后逐渐变淡，但是孕期一旦出现，之后再怎么消退也依然能看到它的痕迹。正常情况下，我们的皮肤是有弹性的，在一定限度内可以自由伸缩。当女性怀孕超过 3 个月后，腹部逐渐隆起，当超过一定限度时，皮肤弹性纤维断裂，新生的纤维颜色较浅，断掉的纤维颜色变深，于是，在腹部的皮肤上出现了粉红色或紫红色的不规则纵形裂纹。要避免妊娠纹，可以试试下面几个方法：

◆ 特别肌肤护理

　　孕期对腹部肌肤的护理非常重要，虽然说妊娠纹是随着腹部的隆起，大约在第 6 个月之后才出现，但是如果已经出现了再保养就已经晚了。正确的做法是怀孕三月后就开始护理，通过涂抹保养品增加肌肤弹性和纤维的拉伸力。不仅是腹部，容易突然变胖的大臂、胸部、臀部、大腿内侧都要兼顾。在护理产品的选择上一定要选专业的品牌，让安全更有保障，历史悠久或者以生产预防妊娠纹产品起家的护肤品牌更是首选。通过在网络上的调查，我推荐给大家几款有人气又有效的产品。

百洛护肤油

　　这款护理油由核心成分 PURCELLIN OIL™ 结合了洋甘菊、迷迭香、薰衣草和金盏花等成分，在英国是非常著名的淡化疤痕的护理产品。它们经过了临床验证和很多网友的口碑推荐，有很好的预防妊娠纹生成的作用，并有修复及淡化疤痕的能力。这也是我身边很多明星怀孕期间使用的护肤品。我记得有次《女人帮》录了一个关于孕妈妈的选题，其中辣妈晓峰就说到，她在得知自己怀孕的一周后，开始涂这款护理油，她不是只涂肚子，全身都涂，而且每天早晚各涂一次。即便是盛夏也不会感到油腻，每天都坚持，因为她不希望生产后肚子爆出西瓜纹。主要是这款油价格不贵，所以用起来也不心疼。现在这个护理油在国内的屈臣氏已经可以买得到了。

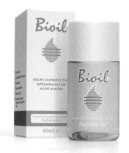

◆ 避免过度增重

为了让肌肤不在短时间内突然强力拉伸，就要避免体重突然增加。很多女性怀孕后都会受到比平日更悉心的照顾，对于饮食的选择只要刚好满足所需要的营养就可以了。无节制地过量饮食不仅不利于身材美观，对身体的健康状况而言也没有好处。尽量避免甜食、油炸食品的摄取量，少吃色素含量高的食物，每天早晚喝两杯脱脂牛奶，吃纤维丰富的蔬菜水果和富含维生素及矿物质的食物，以此增强细胞膜的通透性和皮肤的新陈代谢功能。

【专家意见】

北京和睦家医疗医师赵亚薇：不是每个孕妇都会长妊娠纹。从医学角度来看，有70% ~ 90% 的概率来源于遗传，减少体重增加、注重保养，是预防妊娠纹的方法。

同仁堂中医专家刘钊：孕期女性通过食疗也能有效增加肌肤弹性，防止纤维断裂。比如坚果、橄榄油这类能够增加油脂的食物，猪蹄、动物筋腱、银耳、鱼皮等富含胶质的食物，能帮助我们的身体生成胶原蛋白和弹性蛋白，增加皮肤纤维的拉伸尺度。

【辣妈有话说】

微博人气辣妈@大趴趴：我现在进入第二胎的孕后期了，还没有任何妊娠纹。我的经验是从怀孕 2 个月开始，每天早晚两次在肚子、腰、大腿外侧、胯部、屁股、胸部这些容易长妊娠纹地方涂抹预防妊娠纹的产品，贵在坚持。在孕期保持健康的饮食习惯，控制体重匀速增长，也会起到预防妊娠纹的作用。

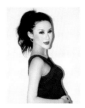

5. 产后，我要瘦成一道闪电

QUESTION

媲美网网友邦妮：原本想着"卸货"之后就能快点瘦下来，现在看来真的是"痴心妄想"啊。什么方法能快快瘦下来呢？微博上有代购国外减肥药的，还有卖仪器的，姐妹们有试过吗？或者直接去医院吸脂？

ANSWER

不管科技怎样进步，最安全和最有效的方法，说到底，还是运动及调节饮食，二者缺一不可。

◆ 消耗脂肪的健康运动

迫切希望瘦下来的女性更要注重体育锻炼，虽然不会立竿见影有效果，但是它保持身材更持久，不轻易反弹。适合产后恢复的运动有很多，如果你因为工作忙，没有固定的锻炼时间，那么每周末的慢跑、瑜伽、游泳或者各种球类的体育运动都是可以的。流汗和脂肪燃烧会让你整体的脂肪都被削减掉，因为身体中没有了宝宝的重量，所以运动起来没有什么限制，当然最重要的就是坚持。

如果你对健身时间有固定的规划，可以寻求专业健身教练或者机构进行指导，或者是参加专门针对产后新妈妈的塑身课程，这样会令你在更短的时间内快速瘦下来，对大臂内侧、腰腹、臀部这些容易累积脂肪的部位，还可以进行有效调整。

有的年轻女性在怀孕前非常瘦，即使吃很多高热量的食物也不会发胖（真是令人嫉妒的体质呀）。据我了解这类女性反而不爱运动，生产过后身材也不会产生太大的变化。像这类对运动完全没兴趣的女性，增加家中活动的时间和种类也有很好的减脂效果。例如亲自来照顾宝贝而不是交给月嫂或月子中心的护士；看电视或者电脑时不要一直坐着，站立着看电视，同时做一些简单的伸展动作；无聊的时候多做一些家务，通过不断地进出各个房间增加活动量。

◆ 科学的饮食习惯

如果每天摄取过多的热量，脂肪自然就越来越多，所以想要快一点变回魔鬼身材，除了运动之外你需要少吃一点。

哺乳期

1. 尽量在家中安排饮食，一方面能保证卫生，另一方面外面的餐厅为了增加口感，油和调味品的比例较高，无形中增加热量的摄取。

2. 坚持母乳喂养的新妈妈要先保证一天摄取足够的营养，只要注意不额外摄取热量就好，减肥的事情可以适当延迟到哺乳期之后。

恢复期（哺乳期过后）

1. "不饿"就好。遵循每天少吃多餐的原则，清淡的食物为主，不要以"饱"为停止进食的标准，而是以"不饿"为标准。

2. 蔬菜至上。蔬菜含有很多膳食纤维，当它们进入体内之后会吸收水分，增加饱腹感，不知不觉中就觉得非常"饱"，其他的食物自然就吃得少了。

3. 对高热量食物说"不"。奶油芝士蛋糕之类的甜食，或者含糖量较高的水果，这时候就要忌口了。同样，膨化食品等零食你也要坚定地说 No！

4. 减少碳水化合物的摄取。很多女性减肥时不吃主食，这是因为米饭等主食中的碳水化合物含量高。当运动消耗脂肪时，因为摄取了碳水化合物，所以身体会先消耗它们，再消耗脂肪，但是饮食又讲究膳食平衡，所以含有碳水化合物的主食不可以不吃，但一定要少吃。

【专家意见】

北京和睦家医疗外科医师陈家荣：身体的激素也会影响身材的曲线，新妈妈体内的激素水平需要一段时间才能恢复到孕前水平，哺乳也是影响激素调节的重要因素。

6. 消灭小肚子，离辣妈再近一步

QUESTION

媲美网网友顺顺：产后我并不胖，只是小肚子特别大，好像又怀了一个一样。怎么办呢？

ANSWER

针对腰腹部的局部脂肪，最好的方法就是产后就要开始塑形，所以这时候束腹型产品就是最好的帮手。因为宝宝出生之后子宫腾空，内脏失去支撑便自然下垂，一方面内脏下垂是所有妇科病和未老先衰的根源，另一方面被撑开的腹部肌肤只有借助束腹产品才能更好地恢复。束腹产品有很多种，最常见的就是腹部的塑形衣和专门的束腹纱带了。塑形衣穿戴起来比较方便，使用的时间也比较长，购买时只需要根据你的腰围或者请专门的机构量身定做即可。束腹纱带相比之下更加透气，贴合度也更好，可以随心所欲调节腰围，但是大多是一次性产品，缠裹起来需要别人的帮助。我身边有好几位明星妈妈产后都是借助个人定制化的塑身衣恢复苗条的身材的，这种定制化的服务会在不同的时间段（每7天到10天）为你量身定制最适合你的尺寸的塑身衣，甚至可以依照不同的部位搭配不同密度的布料，当然这种服务也是所费不赀。

注意事项：

1. 束腹纱带一端固定后，按照相同的方向缠绕，只要起到固定的效果即可，不要缠绕很多层，这样不仅浪费也会让肌肤不透气。

2. 不管是什么类型的束腹带，并不是越紧越好，太紧的束腹带影响血液循环，反而不容易恢复。

3. 对于剖腹产的女性来讲，束腹带可能会与刀口摩擦，这种情况只需要缠裹在内衣外侧即可。

【专家意见】

北京和睦家康复医院儿童及产后康复主任宋小燕： 无论是顺产还是剖腹产，产后常见的腹部问题是腹直肌分离，产后是需要使用腹带进行缠裹的，这样可以对腹部进行有效加压，促进腹直肌分离的恢复。如果产后观察没有出现下腹部水肿现象，就可以使用有弹性的腹带或者穿着弹性内衣；如果出现下腹部水肿情况，需要先进行淋巴引流，之后再用弹性绷带进行包扎。建议包扎范围从骨盆开始直至超过肚脐上方 2 ~ 3 厘米。除了物理方法，同时还建议配合合理的腹部肌肉和盆底肌肉锻炼，达到减轻腹壁松弛的目的。

【小 P 老师独家秘籍】

对于恢复期的新妈妈来讲，选择特别的服装款式也能帮你控制腰部的紧致线条。平时尽量选择高腰裤，搭配精致的腰带，不仅能控制食物的摄取，而且腰线提升的设计也让双腿显得更加修长。反面教材是低腰裤，它不仅会让腹部在放松状态下变松弛，而且过紧的腰围也会让胯部的线条出现凹凸不平的曲线，影响整体美观。

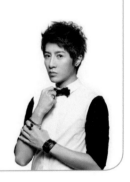

【辣妈有话说】

《美丽俏佳人》知名女主播李晓峰：我从生完宝宝的第一天开始，就暗暗发誓要赶快瘦回来。于是月子餐以及瘦身衣成了我成功的大秘诀。首先和大家分享一个观念，营养不等于高热量。很多产妇为了哺乳，为

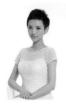

了给宝宝很好的营养，就拼命吃非常滋补的东西。这样做的出发点没错，但如果可以稍微注意一下食材或烹饪方法，你的瘦身会事半功倍。我自己的月子餐比较苛刻，因为我戒掉了所有的盐。盐非常容易让人水肿，而且很难排出。产妇生产完本来就肿，如果月子里为了口腹之欲，喝的汤或吃的炒菜口味都是比较重的，那你的体重真的很难减下去。我在坐月子期间所食用的肉，无论是鸡、排骨还是牛肉，我都要把肉去皮，把汤的油脂过滤，包括鱼油，因为皮的油脂非常多，并且那些是你的身体和你的宝宝并不需要的东西。蔬菜方面，我都是白水煮一煮，直接蘸一些沙拉醋吃。醋是碱性食物，对平衡身体的酸碱值很好，我一直很爱吃。当然有人会问："是一点点盐都不放吗？那多难喝。"是的，一粒都不放。当然不好喝，可是如果你想赶快把自己塞回孕前的裤子里，就忍一下吧。何况，营养都在，除了难喝一点儿，你的身体和宝宝都没损失什么。另外，我的饮用水也全部换成了红豆水。非常简单，就是把红豆泡一泡，然后煮一大锅水。平时渴了就喝。红豆补血又利尿，不仅可以帮产妇很快恢复体力，还可以排出多余水分，实在是个好东西。但关键就是——不要放任何调味料。白糖、冰糖、红糖统统都不要！就是纯的红豆水当白水喝。坚持喝一个月。不喝除了红豆水之外的任何水。刚生完的时候，我甚至觉得白水喝了都肿。

　　只有想法又懒得行动，这时候就要对自己狠一点儿。我常常觉得现在的年轻女孩子真的太爱惜自己，希望舒服轻松，又希望自己是白富美的代表。这样的例子当然也有，但毕竟奇迹不会常常发生。所以，该狠的时候请对自己下得了手。怀孕的时候肚皮会被宝宝撑大，所以生产完如果没有正确的护理，即便体重轻了，你也会有一个甩都甩不掉的松垮肚腩。紧实腹部是一大功课。我的秘诀是：瘦身绷带、瘦身衣、紧实霜。每天洗完澡后全身抹紧实霜，由下向上由外向内按摩，按摩完后，在腰腹部紧紧地缠上绷带。请记住是紧紧的。自己下不了手可以请妈妈或老公帮忙。然后穿上塑身内衣。刚生完的第一个星期，我经常在睡梦中疼醒，因为无论如何被绷着个东西你都不会觉得舒服。还是那句话，除非你无所谓，但如果你羡慕别人可以生完就穿比基尼去海滩，就乖乖地穿吧。而且我咨询过我的医生，医生也非常赞成我缠绷带。因为生完宝宝，肚子骤然缩小，身体里的器官包括子宫都会随着地心引力下垂。这时候，有个托力帮你把它们放置在原来的位置是一件很棒的事情。这一过程，我必须承认，比吃没有味道的食物更难坚持。所以，狠，很重要。

《时尚芭莎》美容副总监武宗杨：出了满月后，每天用自己的瘦身精油去按摩院按摩。6个月后开始请私教健身。8个月后开始游泳。

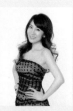

7. 这样穿高跟鞋，美丽又安全

QUESTION

爱败妈妈网网友 sisily：看到《康熙来了》小 S 怀孕主持，她穿了好高的高跟鞋。我也是个"高跟鞋控"，弱弱地问一句：怀孕还能穿高跟鞋吗？

高跟鞋可以瞬间拉长腿部的线条，突显女人味。其实它在孕期不是绝对的禁忌，医生们不建议穿高跟鞋的原因是："由于怀孕腹部隆起，走路时容易出现重心不稳的现象，准妈妈在对自己的身体还没有完全适应的时候，穿高跟鞋非常容易摔倒，增加流产的概率。水肿是每个孕期的女性都有的现象，尤其是到了第 6 个月以后，本来就肿胀的双脚穿上高跟鞋之后会让脚部的血液流通不畅，加重水肿。"如果排除掉"易摔倒"和"水肿"这两个因素，高跟鞋本身不会对孕妇造成身体上的伤害。所以说孕期如果你有特殊需要，高跟鞋也不是孕妇的绝对禁忌，你看许多欧美明星在怀孕时走红毯也是依然脚踏高跟鞋，主要是在你能驾驭的高度和时间范围之内，想要安全穿高跟鞋，你至少要做到以下三点：

1. 避免在怀孕前三个月和怀孕六个月之后穿高跟鞋

我们都知道怀孕的前三个月是流产的高峰，这时候宝宝的状况不是非常稳定。而身孕 6 个月以上一般孕妇的肚子都比较明显，重心尤其不稳，这时候低头时都看不到脚面，所以这时候还是乖乖穿回舒适的平底鞋吧！在这偷偷告诉大家，小 S 怀孕录节目时也只是到了台上才换上高跟鞋。

2. 高跟鞋穿着时间不宜过长

即使是在胎儿相对稳定的 4 ~ 5 个月之间，高跟鞋的穿着时间每天也应该控制在 2 小时以内，并且保证中间有休息的时间，避免血液循环不畅，引发脚部、腿部的浮肿。

3. 高跟鞋以稳固的粗跟、坡跟为宜

8厘米以上的极细高跟鞋绝对是准妈妈的禁忌。最好高度控制在5厘米以内，选择有防水台设计，前后高度差别较小的款式为宜。

【专家意见】

时尚彩妆护肤专家李铭泽：照例说怀孕期间是不建议孕妇穿高跟鞋的，其一是因为高跟鞋容易造成孕妇走路时重心不稳，容易摔倒，再者高跟鞋会让腰背酸痛不适。不过孕妇们就只能穿完全没有气场的平底鞋了吗？其实也不是。可以选择后跟比较宽厚，前掌鞋底比较厚的"准高跟鞋"，只要保证前掌和脚跟距离地面的高度差不超过3厘米就是合适的。不过出于安全健康考虑，如果不是特别需要，建议孕妇们还是多穿平底鞋更好。

【小P老师独家秘籍】

大多数女性穿高跟鞋的目的是拉长腿部的线条，让上身与腿的比例差别变大，显示出曼妙的身材。处于怀孕的特殊时期，放弃高跟鞋的同时也可以巧妙筛选平底鞋的款式，穿出高跟鞋的效果。

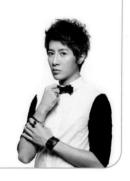

夏季选鞋秘籍

　　凉鞋的挑选重点是要有与腿部平行的纵向线条设计，这种流线感可以很好地拉长脚踝的长度，从脚趾就开始分开的设计让脚面看起来更修长，水晶的元素更能突显白皙的脚部肤色，太多横向元素或者脚踝绑带的设计是禁忌。

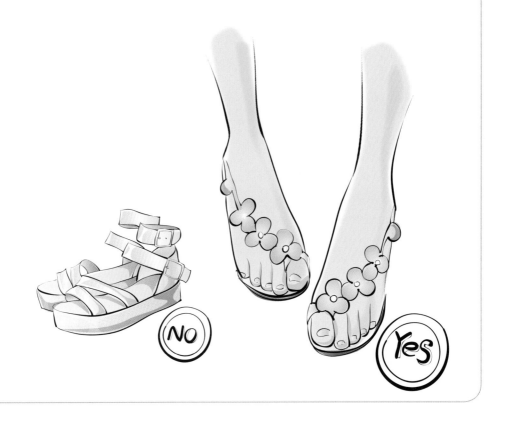

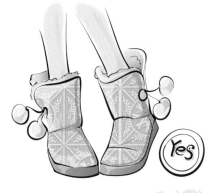

冬季选鞋秘籍

　　冬季常常穿靴子，对于腿部容易肿胀的孕妇来讲，舒适又宽松的靴子最适合不过了。如果你的小腿脂肪较多，或者水肿现象很严重，注意不要选择靴筒太高的款式，而且靴筒的高度不要刚好停留在腿部最粗的位置，向下3厘米为宜，然后适当加入一些装饰，比如在靴口处有流苏的设计，自然下垂到脚跟显出修长线条。靴子的颜色要与腿部丝袜或长裤的色系统一，这样远看时靴子可以作为腿部线条的延伸，让腿部显得更长。

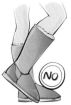

春秋季选鞋秘籍

　　春秋季节最常见的款式就是广口的船鞋了，在保证质地柔软舒适的前提下，选择前脚掌包裹较少的设计，尽可能露出脚面，两侧较高地贴住脚部两侧。颜色以接近肤色的裸色、淡粉色、橘色为主，和谐的色彩让脚变成腿的"延伸"，增加腿部修长感。

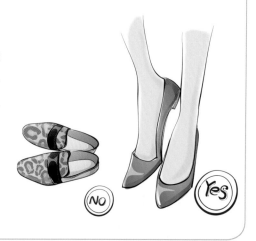

【辣妈有话说】

《美丽俏佳人》知名女主播李晓峰：很多朋友以为怀孕的时候需要穿平底鞋，其实不然。怀孕时期最好最舒适的鞋子是 2~3 厘米的低跟鞋，因为它的高度恰好可以缓解孕妈妈大肚子的不适感。

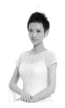

8. "变美利器" 还是 "隐形杀手"？

QUESTION

媲美网网友小潘：我是一个不折不扣的爱美妞，差不多每周都去做指甲，梳妆台上香水有十几瓶，每天根据衣服风格换着喷，美瞳也有很多，光棕色的自然款我就有 9 副。不过自从怀孕后，老公全都给锁起来了，他说都是会影响胎儿发育的东西，真的是这样吗？

ANSWER

很多爱美的女性对自己外在的要求都比较高，除了会在意妆容是否精致，服装搭配是否协调之外，很多细节的地方更是一点也不马虎。比如在保养身体肌肤的时候，手部、足部的肌肤也会特别去护理；指甲的颜色更会随着最近的着装风格变换；眼妆已经不再局限于睫毛、眼线这些基本的修饰，搭配服装风格的美瞳也越来越多；夏季除了会留意身体有没有汗味之外，也会额外使用清新甜美的香水来提升美好的印象等等。像这些方法如果用在普通人身上，确实每一种都是增加个人魅力的"变美利器"，但是怀孕之后，这些会立刻变成"隐形杀手"，悄悄影响宝宝的发育，还是不用或者少用为妙。

先来聊聊美瞳

其实美瞳还好，它本身是一种安全的产品，只要是正规的品牌都符合国家安全检验的标准。孕妇怀孕期间佩戴隐形眼镜对胎儿的发育也不会有影响，目前也无佩戴隐形镜导致流产或者伤害宝宝的案例出现。北京和睦家医疗的眼科医生表示，不支持孕妇戴隐形，原因是怀孕期间孕妇本身的内分泌会发生变化，导致角膜组织轻度水肿，角膜中心变厚，这时候戴隐形眼镜，一方面会使角膜缺氧加重，发生角膜损伤；另一方面泪液分泌减少，黏液成分增多，会产生异物感，降低眼睛舒适度。对于讲究安全至上的近视准妈妈，怀孕期间最好乖乖佩戴框架眼镜。如果你在特殊场合或者出席活动，一定要戴隐形眼镜的话，就要注意下面三点：1. 避免孕期前三个月内佩戴，妊娠初期是胎儿成长的关键期，也让眼睛的不适感增强，需要一段适应过程。2. 避免产后一个月内佩戴，此时免疫力较低，感染各种并发症的风险加大。3. 除上面讲到的时间之外，其他月份可以短时间佩戴，但要选择将颜色包裹于隐形眼镜内部的"三明治"工艺的美瞳，避免色彩直接接触角膜，保证眼睛健康。

再来说说指甲油

指甲油里通常含有大量的有机溶剂，丙酮、乙酸乙酯、邻苯二甲酸酯等等，在这些化学物质的相互作用下，指甲油才具有很高的显色度和持久力。对于女性而言，指甲油中的有害物质通过指甲渗入身体，少量的成分在健康的新陈代谢下会被排解掉，在密集涂抹一段时期过后，要有至少一周的时间让指甲自然接触空气，给予它自我修复的空间，一般而言不会对身体健康造成威胁。但是对于怀孕的准妈妈来讲，腹中的宝宝各免疫系统发育尚不完全，虽然现在没有科学实验可以完全证明"指甲油对人体胚胎有害"，但是为了宝宝的健康，还是尽量避免。

最后讲讲香水的禁忌

香水主要是由香精、酒精和水组成，这三种物质分别发挥不同的作用。香精是香水的核心成分，它决定了气味的主要基调；酒精作为一种溶剂能够很好地溶解香精，帮助香味发散，同时也有很好的杀菌作用，是重要的"防腐剂"；水的含量最少，目的是缓和酒精的刺激，让香精和酒精更好地融合。香水中对孕妇有未知害处的成分是香精，因为它的种类比较复杂，对于准妈妈们来讲，很多精油都是禁忌品，香精更不例外。特别是现在香水中大量使用麝香，对于怀孕中的女性来讲，尤其是在怀孕初期，这些都是非常不利于宝宝发育的因素，除非你对香水中每一个配方都非常清楚，并且这些配方都不会影响宝宝发育，否则最好暂时停止使用。

【专家意见】

保养达人川一： 若是准妈妈们非戴美瞳不可，就要严格做好每日镜片清洁保养工作，或是干脆使用日抛式隐形眼镜，用完就扔，对眼睛伤害度最低。只要稍有不适，还是建议尽快找眼科医生诊治。

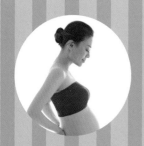
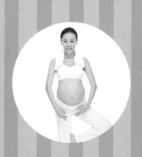
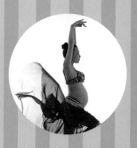

THE BEAUTY OF
PREGNANT
WOMEN

第三章

头发护理篇

美丽是一个整体，头发作为身体的一部分，也是女性非常在意的。很多时候，发型的变化会让你瞬间拥有另一种风格。在孕期，脸部可能因为各种因素产生水肿而变形，而一款合适的发型可以最大程度地修饰脸型，让你在这个特殊的时期依然美丽。

有些女性在怀孕之前就不是很会打理头发，怀孕之后头皮出油量增加，头发很容易扁塌没型，再加上隆起的腹部，无形中会增加年龄感。有些长发的孕妈妈担心洗头时着凉，以至于减少了洗发频率，散乱的发型会让孕妈妈整体看上去邋遢又没有神采。也有一些孕期的女性干脆挥刀剪掉长发，不论是否适合自己，只求方便。这些都不是时髦和美丽的孕妈妈唯一的选择，其实很多明星妈妈们在孕期依然会出镜，但是她们知道如何能在不影响宝宝的情况下，依然把自己打扮得美美的。

我的一个好朋友是媲美网的总编，刚好在我出这本书的同时，她也是未出产假的新妈妈。她在怀孕的时候永远都是精心打扮，头发坚持保养，这种健康又莹亮的光泽感给她整个外形增分不少。一个女人对自己的外表有要求，不仅仅是尊重他人的表现，也是获得别人尊重的最佳方式。同样，对于在家中的全职妈妈来讲，我觉得即使不出门，也要十分在意自己的形象。当辛苦工作的老公拖着疲惫的身体回到家中，如果看到永远都是那么美丽的你，心中也会很感动吧，因为他知道你在家本可以不加修饰。女为悦己者容，为了在家人面前呈现出自己完美的一面，小小的改变会迎来大大的赞赏，而对头发的护养更是重要。在你不经意的一转身间，或是从你身边经过时，发丝的香味会在无形中增加你的魅力，拉近彼此的距离。

1. 孕期护发产品挑选及保养

媲美网网友 Daisy：身边怀孕的姐妹头发又多又亮，我都要羡慕死了！为什么我怀孕之后头发比之前稀少，而且还毛糙？孕期应该怎么护发？

丰盈又充满光泽感的秀发是每个女性追求的目标。在怀孕期间，因为雌激素分泌增加，头发生长的速度也会变快，浓密度和光泽感都会更加明显。所以这段时间大多数的女性都会看到自己的头发变得又亮又浓密，即使不用特别护理，也会比之前更柔亮。孕期的洗护发产品在选择时和孕前没有太大区别，基本上可以接着使用孕前熟悉的洗护发产品，只要避免使用含有精油或者高浓度香精成分的产品就可以了。最简单的检验方法就是打开瓶盖远距离闻一下，香味过于刺激的尽可能避免。其实不管你有没有怀孕，日常洗护发产品都应该以天然植物萃取的温和成分为主，这样使用起来才更安心。一部分女性在怀孕前如果头发受损过度，或者对秀发的标准有更高的要求，还可以通过下面的方式在孕期特别养护：

◆ 有针对性地选择洗发水

除了植物萃取之外，还可以选择硅酮类的洗护发产品。它们能在发丝表面形成一层薄膜，让头发看上去更加丰盈、亮泽，同时保持长时间不油腻。清洗之后，仍然有一部分保留在头发上，不会伤害头皮。购买时，在成分表中寻找是否有二甲基硅酮、环二甲基硅酮就可以了。

◆ 为头发制定防晒计划

和肌肤一样，我们的头皮、头发都需要防晒。对于天生头发比较稀少，经常染烫头发的女性来讲，这样的头皮在阳光下更容易受到不可逆转的损伤，持续日晒造成损伤累积，发质变得很糟糕，干枯无光泽。头发防晒最简单的方式就是在阳光强烈的时候使用遮阳伞和太阳帽，当然也可以选择含有防晒成分的护发产品，例如，成分表中注明含有水杨酸辛酯（Octyl Salicylate）或对氨基苯甲酸（PABA）的护发产品。

◆ 养成护发好习惯

头发比较长的女性在洗发之后都习惯使用吹风机，即使怀孕的女性也会害怕感冒而照常使用。其实吹风机本身是有辐射的，如果你洗发后不着急出门，在保证不容易感冒的前提下还是自然晾干更安全，对头发的伤害也更小。很多女性在选购吹风机时，都倾向功率较大的，因为它们风速快，风力更强。其实我之前在网上看到美国《消费者》杂志的一项研究报告，他们通过实验证明，无论功率大小，所有吹风机吹干头发的时间是相同的。所以对于怀孕的女性来讲，如果你一定要使用吹风机，要优先选择小功率、低档位、温热风的吹风机。吹发前要先使用具有修护效果的护发精华，对于细软的头发，可以先用毛巾包裹头发，起到隔热效果，头发就可以安全又快速地被烘干了。

另外，很多女性在孕期喜欢游泳，来缓解胎儿对身体的压力。因为游泳池中的氯会跟汗水、头皮屑等发生反应生成氯胺，损伤头发，导致头发发黄、干枯、粗糙，所以游泳前一定要戴好泳帽，防止水把头发浸湿。游泳之后也可以选择平衡头皮 PH 值的护发产品，保护头发免受氯的侵害。

◆ 精油护发照常进行

之前我在媲美网的"百变发型"频道里分享过一系列的利用精油护发的教程，很多喜欢精油的女性也习惯把它用于头发的保养，效果比专业发膜还要好。可是随着妊娠开始，部分精油就突然变成了禁忌，分辨安全精油的种类是件超级浪费脑细胞的事情，所以大家干脆就直接放弃精油了。其实精油护发的习惯在孕期是可以延续的。我们平时经常讲的玫瑰原精、薰衣草精油等都属于单方精油，它们的气味比较突出，也具有很强的功效性。但是还有一些基础油，它们是没有气味的，平时用来稀释单方精油，又具有很好的滋养效果，所以在孕期你就可以用基础油代替单方精油。有护发效果并且孕妇可用的基础油有很多，例如甜杏仁油、橄榄油、榛果油、葡萄籽油、荷荷巴油都是不错的选择。

【小 P 老师独家秘籍】

除了在清洁时精心选择洗护产品外，打理头发时也有改善发质的好方法，让你看起来好像天生就拥有一头丰盈又柔亮的头发。洗发后先把头发擦干，发丝在不滴水、不干燥的状态下使用免洗护发素。随着精华渗入湿润的头发，毛鳞片就会乖乖地闭合，在快要干燥时把头发随意缠绕固定，待头发完全干后取下，你会发现头发在自然弯曲时比直发更能增添明亮感。这种微微的卷度就好像欧美街拍明星的发型，随性又不失浪漫。

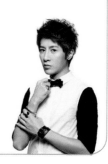

【专家意见】

北京同仁堂中医主治医师刘钊：含丰富蛋白质、ω-3脂肪酸的鱼类与坚果类食物能让头皮更健康；而绿叶蔬菜、胡萝卜、豆类食物，则是滋养头皮角质层的"秘密武器"。多吃这些食物，头发就会越来越黑亮。

2. 谁说孕妇非要剪短发？

QUESTION

爱败妈妈网网友 Carina：怀孕之后我就把头发剪了，听说头发太长就会和宝贝争营养。现在一照镜子就好后悔。我想把头发换一种颜色或者发尾烫点儿卷，不知道这些会不会对宝宝有影响。

ANSWER

关于孕期剪短发和孕期烫染头发这两件事情，应该可以并列登上"怀孕女性最在意的十个美丽事件"榜首了吧。在小时候的记忆里，但凡见到怀孕的阿姨，她们的头发都是短短的。现在已经过了那么多年，依然还可以听到大家在议论这件事。

头发生长真的会和胎儿抢营养吗？

带着这个问题我特意去请教了北京和睦家医疗的相关专家，得到了这样的解释：头发是由角蛋白构成的，而蛋白质是由氨基酸连接而成，所以头发的生长确实需要身体供给营养。

但是胎儿在生长发育的过程中，妈妈的身体已经有充分的营养储备，头发生长需要的营养相比之下太微乎其微了。而且头发生长是自然现象，我们不能让它"不要长"，即使剪短了头发，它还是会生长的，所以是否留长发在医学上讲没有利弊之分。我觉得之所以会有"怀孕要剪短发"的概念，应该是和当地的习俗或者生活习惯相关吧，毕竟短发在行动不便的孕期打理起来会更方便。如果排除了这两个因素，你可以放心地留长发了。

第二个是染烫头发的问题。毋庸置疑的事实是：染发一定会对发质造成损伤。染发的原理是通过氧化剂与头发之间发生的氧化还原反应，破坏头发自身原有的分子结构，打开毛鳞片，然后将染料封闭在头发纤维里，从而达到改变头发颜色的目的。对苯二胺类化合物，过氧化氢以及酚类化合物等氧化剂都是染发剂中必不可少的成分。至于染发剂会不会对身体有害或者导致婴儿畸形，国内和国外的论证结果不一致，至今也没有确切可靠的科学结论。虽然说我身边有朋友在孕后期去染了发，并没有什么不适感，但是为了安全，我建议大家在孕期还是要避免染发。不仅仅是产品本身，美发沙龙里其他的染发气味也会对身体有未知的影响。现在有很多品牌都推出"纯天然植物染发剂"，并标注"孕妇可用"。其实想要让头发有永久性的改变，依然会用到漂白头发颜色的强氧化物，尤其是将深色变为浅色时，过氧化氢必不可少，只是将着色剂更换成天然植物萃取的成分，无法保证对头发无损伤。或者有些天然染发剂只是暂时覆盖头发最外面的毛鳞片，对头发的伤害确实比较小，但保持色彩的时间也很短。如果既要承担染发带来的风险，又要接受也许短短一个月就脱色的现实，那孕期染发的意义就很小。所以"纯天然植物染发剂"在孕期也尽可能地避免使用。

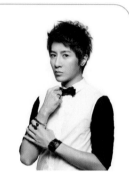

【小 P 老师独家秘籍】

其实对于想要在孕期染发，但是又害怕影响健康的爱美准妈妈们来讲，借助彩色的假发片瞬间就可以营造出当下最流行的渐变发色。

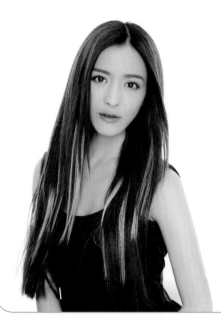

这种可随时拆卸的假发片佩戴起来非常简单，只需要三步就可以轻松完成，不需要别人的帮助。

首先，根据自身的发色来选择适合的发片颜色。如果你的头发属于冷色系，例如亚麻色、冷棕色等，那么选择带有蓝色、绿色元素的冷色系发片会更和谐；如果你的头发颜色属于暖色系，例如酒红色、暖橙色等，则选择主调为粉色、紫色这样温暖的颜色来佩戴。

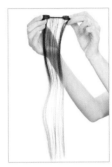

接下来在你想要佩戴假发的位置横向分缝，以此分缝线为标准，线上的部分可以遮挡住假发的卡扣，所以要保证适当的厚度；分缝线下面的部分将用于连接假发片。注意分缝线的整齐，这样才不会导致佩戴时增加头顶的毛糙感。

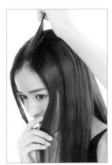

水平掰开假发的卡扣，打开之后贴紧分缝线的下部轻压就固定住了。让假发上方的头发自然散落，好像在打理自己的头发一样整体的调整头发的纹理。自然又时尚的"渐变发色"发型就完成啦！

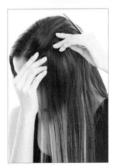

3. 防治孕期脱发有妙招

爱败妈妈网网友樱桃妈妈 Beenle：我是刚出了月子的新妈妈。最近头发掉得厉害，尤其是在哺乳期，看着自己头发越来越少心里特别恐惧，有什么方法能让我快快恢复原来的样子呢？

头发对于爱美的女性来讲非常重要。我在工作时，也非常注重发型的塑造。对于脱发的困扰，我特意带着问题分别请教了和睦家和同仁堂的专家，总结出一个简单易懂的答案。从中医的角度来说，脱发是由于体内阴血不足所致。乳汁和血液是相同的来源，随着哺乳次数增多，阴血就会相对不足，头发基础不稳固便开始脱落。从西医角度来看，是因为孕期体内激素发生了巨大的变化，孕前因为雌激素水平的提高，头发会更加浓密，加速生长，在临近生产时，头发会处于相对的静止期，分娩过后到了该脱落的时期，自然就会掉发，等到停止哺乳，身体激素水平恢复正常之后，头发自然就会长出来了。所以说，产后脱发是一个非常普遍的生理现象，要用平常心对待。保持快乐的心情是前提，头发恢复正常只是时间的问题。当然我们也有方法加快头发的生长节奏，减少脱发。以下两种方式可以有效缓解脱发。

◆ 食补阴血

既然是由于阴血不足所致，最好的方法就是人为补充阴血了，以求达到体内平衡的状态。由阴血不足引起的脱发，通常头发会呈现出干枯易折断的样子。最简单的方法就是用旱莲草煮水，或者在药店中我们可以买到何首乌、地黄、黄精，这三种是补充阴血的良药，适合产后的女性服用。在煲汤时添加到食材中，黄精炖鸡就是一道非常著名的美食。另外桑葚也是一种很好的补充阴血的食物，还能促进乳汁分泌。桑葚可以直接食用，或者用它做酸奶、烘焙蛋糕、煮粥等，你可以充分发挥想象。

◆ 减少油脂分泌

头皮出油过多也是引起脱发的主要原因，表现出的状态就是头皮出油，常有异味。除了选择具有深层清洁功能的洗发产品外，通过食疗的方式也可以有效控制油脂分泌。日常饮食多食用山楂、橙子、柚子、柠檬等食物可以有效控制油脂分泌，如果是在炎热的夏季，借助太阳帽防晒也是必要的手段。

其实，脱发的原因有很多，如果是产后哺乳期脱发可以不必在意，但是部分临床脱发病例患有脂溢性皮炎。如果在短时间内大量脱发，建议去看医生来制定治疗方法。

【小P老师独家秘籍】

台湾有很多有趣的头部按摩小工具。有一种按摩器像章鱼一样有突出的圆点，通过按压的方式按摩紧张的头皮，可以起到刺激头发新生的效果。不喜欢麻烦的女性也可以选择

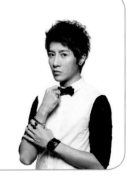

相同原理的电动仪器。松下就有这样一款按摩仪，小巧的设计模仿专业沙龙的按摩手法，四个角度分别朝向不同方向，一边点按一边旋转，不管是在洗发时还是干发时都可以拿来使用。另外针对头发稀少的长发女性，我们还可以通过做卷发造型来营造视觉上的丰盈感。

【辣妈有话说】

《嘉人美妆》执行主编张弛：保持完整的营养摄取，完全可以避免脱发。无论是怀孕还是产后都建议用有机洗发水，不含硅及起泡剂和防腐剂。我个人很喜欢 SABON 的有机洗发水，是有机类洗发水中少有的不用护发素也可以保持头发顺滑丰盈的。

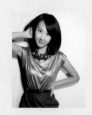

微博人气辣妈 @ 大趴趴：产后脱发是很常见的，其实大家不用过于担心，在产后 6~9 个月脱发现象会自行消失，不需要特殊治疗。保持心情愉悦也会减轻脱发，精神压力大只会让脱发问题更为严重。每天梳头发或者按摩头皮也可以让脱发得到改善。

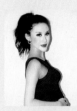

《时尚芭莎》美容副总监武宗杨：我从出了满月开始每周做两次头皮护理。中药成分的疗程，专业手法的按摩配合菊花等中药成分帮助缓解头皮的一些不适症状，以免脱发过于严重。

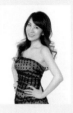

4. 即使不洗头，发型也有大变化

QUESTION

媲美网网友 Yilia：孕后期很少洗头，感觉身体比较虚，担心感冒。但是对于上班族的我来说，油腻的头发给人感觉既邋遢又无神采，有没有不洗头也很好打理的发型？另外，月子期里究竟能不能洗头啊？如果不能，那这一个月岂不是很难熬了！

ANSWER

月子里到底能不能洗澡、洗头一直众说纷纭，其实老人们说不能洗澡洗头是有原因的。对于自然生产的产妇来说，由于依旧停留在身体骨缝打开未闭合的状态下，不能够让身体着凉受风，老人们会建议坐月子不能洗澡洗头。其实不是不能洗澡而是要避免因为洗澡而受风着凉，只要做好保暖洗澡还是可以的。而剖腹产因为不存在骨缝打开的状态，所以洗头洗澡更是没问题的。

如果没有定期洗头，当空气中的灰尘附着在头皮上时，皮脂腺分泌的油脂就会让头发的重量增加，原本蓬松的发型看起来就会扁塌没有生气。随着时间的增加，油脂分泌过多，头发就会油油的，让人看上去上了年纪。

【专家意见】

北京和睦家医疗中医科邵文虹主任：坐月子是可以洗头的，但要注意以下事项：1. 产后最好 3 天后再洗头。2. 水温 45 度左右，温热水洗。3. 洗头后注意保暖，不要立即开窗通风或者使用空调。4. 如果是洗澡的话，最好使用淋浴，而避免使用盆浴，避免盆腔感染。

【小 P 老师独家秘籍】

针对一段时间内不能洗发的问题，我这里有一个拯救油腻头发的小法宝。这是一种头发的干洗喷雾，不用把头发打湿也能很好地清除油腻、灰尘和异味，避免感冒。使用的方法很简单，先均匀摇晃瓶身，在感觉油腻的部位，例如刘海或者头发分缝线的两侧，距离 20 厘米按压喷雾，直到白色的粉末覆盖住头发。手指伸入发丝轻揉按摩头皮，大约 3 分钟后用细齿梳清理掉，对于没有清理干净的细节处可以借助吹风机吹掉。这些白色的粉末能够吸收比自身体积大很多倍的油脂，按摩的过程就是它们吸收油脂的过程，所以梳理时，油脂、灰尘、异味便随粉末一起消失了。很多品牌都有这样的干洗喷雾，需要注意的是，因为它的瓶身具有一定的气压，所以要远离火源，在阴凉处存放，安全第一。

变美是每个女性都希望的，但是在这个特殊时期还是要特别注意。孕期基本的洗护和产品的选择与平时基本相同。我建议染烫能避免就避免，当然平时打造美美的发型会用到的定型产品也要尽量少用，除了避免给宝宝带来伤害外，也可以减少洗发的次数。下面我就跟大家分享几款利用扭转、编发技巧就可以完成的美丽发型。

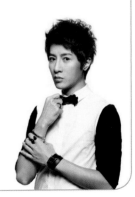

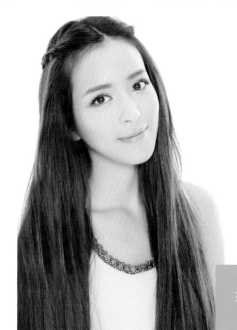

轻装上阵的星期一

作为一周的开端，当然要用轻松的心情来面对接下来的忙碌。在刘海已经开始油腻的时候，利用小小的扭转手法，既能掩盖尴尬，又能让你看起来轻松自然，只要几步就可完成。

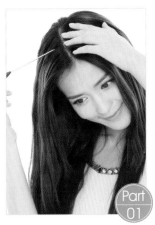
Part 01

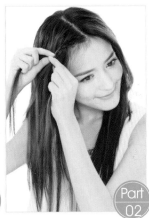
Part 02

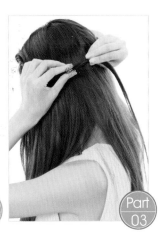
Part 03

Part 1

将刘海从额头中间平均分开，对于脸型较圆的女性来说这样做有拉长脸型的效果。脸型较长的女性可以根据个人习惯，选择"三七分"或者"二八分"。

Part 2

分开的两缕头发按照从前向后的方向拧转，刘海较长的女性也可以采用"两股"或者"三股"编发的方法让头发拧在一起，之后用发夹固定。

Part 3

另一边也是相同的操作，之后把两缕发束固定在一起。想要营造甜美感觉的女性也可以用两个相同款式的发夹，分别固定在头发的两侧。

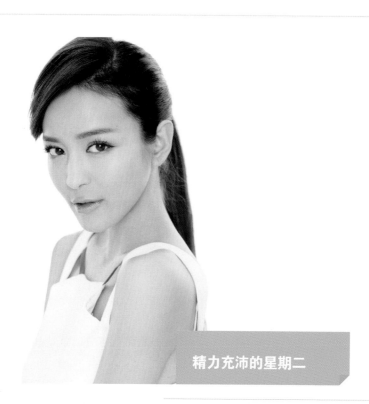

精力充沛的星期二

最充满青春活力的发型非"马尾辫"莫属。这款马尾在传统的发型上面多用了一点儿小心思，体现职业感的同时让你的时尚度瞬间提升至100%。

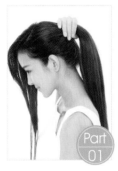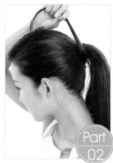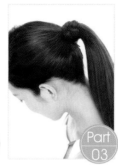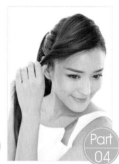

Part 1

最美的马尾辫位置是在眼睛的斜上方，从侧面看去，下巴的最低点，耳朵以及马尾固定处，这三点要刚好连成一条直线。扎马尾前先低头，固定好皮筋的位置之后再平视镜子，这时你会发现刚刚低头时，颈部上方的头发拥有了一点点的弧度，这个弧度可以瞬间增添女人味。

Part 2

取小部分马尾按照顺时针方向缠绕在皮筋上，这样做的目的是遮挡住皮筋的颜色，所以对于马尾较短的女性来讲，发量一定要足够多。

Part 3

在发尾剩余大约3厘米的时候固定，之后用梳子轻梳马尾的表面，减少毛糙感。这样看上去是不是时尚又干练呢？

Part 4

如果你是齐刘海的女性，可以在出门前佩戴塑料的发卷，把刘海打理出自然圆润的弧度。长刘海的女性利用扭转的方式，末端固定在头发的后面。一个完整的马尾辫就这样完成了。

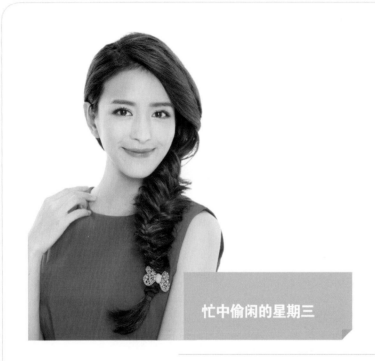

忙中偷闲的星期三

　　不知道是谁把周三定义成"小周末"，大概也是希望在这一周之中，忙碌的我们有更多的轻松空间，以便接下来的两天拥有更加出色的成绩吧，这样一款随意的编发最适合周三了。

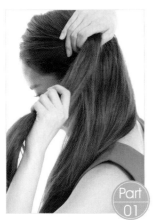 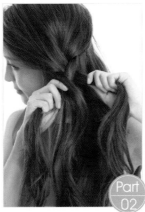 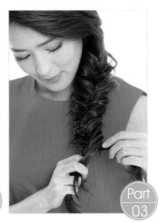

Part 1

以眼睛的水平线为分界线，先把头发横向分为两个部分。

Part 2

把头顶的这部分头发纵向分为三等份，按照"三股辫"的方法缠绕。之后每向下编一步，便取一缕头发到"三股辫"中来。

Part 3

在头发末端用皮筋固定，编发的部分可以适当用手指轻拉，营造自然的随意感。另外，你可以根据今天服装的风格，在发尾或者刘海搭配漂亮的配饰，给整体的形象增加令人眼前一亮的惊喜。

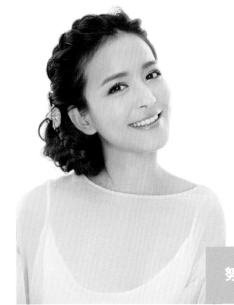

努力奋进的星期四

　　周四努力的一天可以为本周的工作加分，让你比别人更出色。无遮挡的发型可以保证不让自己分心，清爽的盘发让你举手投足间散发着十足的职业气息。

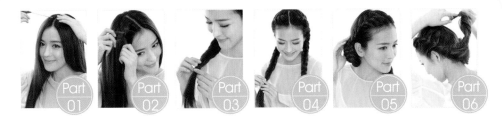

Part 1

根据脸型把头发分为左右两边，圆润的脸型可以 5:5 平均分配，脸型越长，分配的比例数字差越大，依次是 4:6、3:7、2:8。

Part 2

先把一侧的头发分为两股或三股，贴近头部水平扭转或编麻花辫，大约 3~4 个回合后，每向下编一条便多增加一缕发丝。

Part 3

当一直编到末尾时用皮筋固定，然后用手指从头顶到发尾轻拉发辫，营造自然的随意感。

Part 4

右边与左边相同的方法，编好后调整两边头发的宽度和发尾的长度，皮筋的位置越接近发尾，接下来的步骤越容易操作。

Part 5

把一侧的发束按照从外向里的方向缠绕成圆圈，用 U 型夹固定。为了不让整体的造型过于夸张，缠绕时可以紧密一点，控制圆圈的面积。

Part 6

另一侧的头发均匀地缠绕在刚刚做好的圆圈上，让两个发束成为一个完整的圆圈，之后用 U 型夹固定。不喜欢麻烦的女性可以在 Part5 的步骤时把两个发束合二为一，一起缠绕在颈部上方即可。

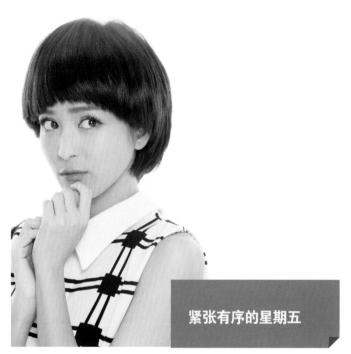

紧张有序的星期五

假发由瑞贝卡（Rebecca）提供

作为一周中的最后一天，你可能所有的重要工作都要在今天总结。一直想剪短发的你如果还犹豫不决，可以通过假发来完成你干练形象的蜕变。

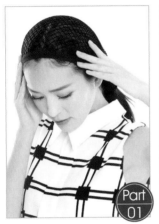 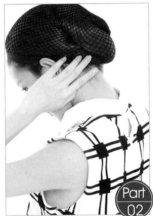 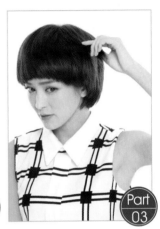

Part 1

先把发网戴在颈部，然后从下向上轻拉，就可以看到模特展示的效果，脸部周围的头发被全部收起。

Part 2

发网外的头发先水平向同一方向扭转，然后盘绕在头部后方，用发夹固定。注意调整头发的位置，不要在某一部位有明显的凸起，整体的轮廓要圆润。

Part 3

把整理好的假发从后向前佩戴，之后用手指抓出自然造型。

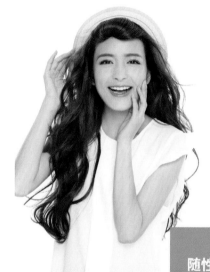

随性悠闲的星期六

悠闲的周末终于到来了，不管你是去郊外亲近大自然，还是在城市中懒散地享用下午茶，帽子绝对是打造小脸和遮挡油腻头发的法宝。你可以根据穿衣风格和季节自由搭配草帽、针织帽或者毛呢帽，另外它还是很好的面部防晒工具，更周全地防止妊娠斑出现。

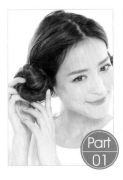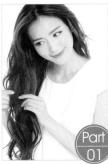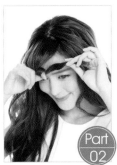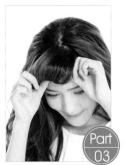

Part 1

不管选择哪种风格的帽子，发尾的弧度一定是最重要的加分环节。因为准妈妈要尽量避免电卷棒、电吹风这类直流电的小仪器，所以在这里分享一个安全又有效果的"卷发"方法。在头发快要干的时候把头发按照一个方向缠绕，在绕到一定圈数的时候按照头发的纹理盘成一个"丸子"状的发髻（发量多的女性可以分左右两边盘绕），然后你可以照常做自己的事情，大约20~30分钟之后把头发散开，你会发现卷过的头发全部都变成了自然又富有浪漫感的大卷，这时候再摊开掌心朝上，从下到上轻抓发尾，效果比用卷棒还要棒。

Part 2

接下来就是刘海的整理了。非常短的齐刘海可以直接佩戴帽子，刘海长度在眉毛周围的女性可以借助后面的头发来增加它的长度。只要把梳子的起点放在平时梳刘海的后面，从后向前轻梳就可以了。用右手食指作为卷发器，左手从外向内依次缠绕。

Part 3

选择和头发相同颜色的发卡，在缠绕好的地方固定就可以，最后整体调整刘海的形状，圆润又饱满的造型也是衬托"小脸美人"的秘密武器。

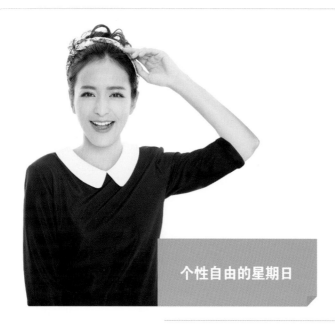

个性自由的星期日

发带的别样风情给自由自在的星期日增加了更多愉悦的色彩，欧美气息十足的复古风，温婉可人的甜美风，个性夸张的复古风，你可以随心变换。对于简单的发饰你可以直接佩戴，注意戴好后要用手指从下向上轻拉，打造随意的感觉。以下是丝巾发带最简单的系法。

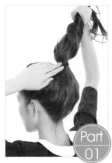 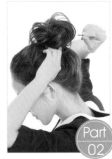 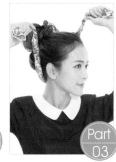 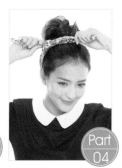

Part 1

把全部的头发拧成一束，碎发较多的女性可以先用皮筋固定出马尾的造型。

Part 2

按照拧转头发的方向缠绕成"丸子"状，营造圆润又小巧的轮廓，然后用 U 型夹固定。

Part 3

将 40X40 厘米的丝巾先折成三角形，再斜向折叠直到变成细长的一条，放在颈部上方备用。

Part 4

调整左右手的发带长度，利用扭转或者打结的方式固定住发带，突出的发带末尾用手指简单调节，必要时用隐蔽的夹子固定。

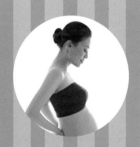

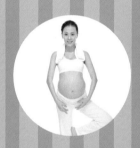

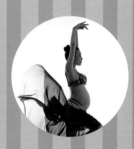

THE BEAUTY OF

PREGNANT

WOMEN

第四章
服饰搭配篇

　　看着自己日渐变大的腹部，很多衣服都已经穿不下了，面对身材的变化，很多爱美的准妈妈们虽然束手无策，但是却丝毫不想放弃对自己的打扮，要怎么做呢？

　　怀孕之后和生产之后，靠巧妙的服装搭配来掩盖身材的变化是每位孕妈的必修课。服装搭配的原则是拉长腿部比例，调整肤色，使体态更轻盈。拉长腿部的比例不能只靠高跟鞋，适当地把腰线往上移，不但能让腿看上去长一些，还能把隆起的腹部修饰得更好。另外搭配一对漂亮的耳环或者明显一点儿的项链，都是视觉上移的很聪明的方法。肚子越来越大会让你的身形看上去比较沉重，挑选衣服时记得挑选一些轻薄具有垂坠感的面料，再加上手腕和脚踝处比较修身的设计就能让你看上去比较轻盈。

　　有时睡眠不好的话，孕妈看上去气色不太好。之前跟大家分享了简单的彩妆修饰的方法，在服装的选择上也能帮你一把。我看到有些孕妈妈因为体型变胖的原因往往想用深色系来修饰身材。但如果全身黑压压的，有可能气色反而不好，最好是在领口或上半身有个亮色的点缀，一方面能提亮肤色，另一方面亮色还能带来愉悦的心情。还有服装之间的协调，统一的质地、肌理、色彩、风格，让你整体看上去更加和谐。孕期你在购买衣服时可以"聪明"一点儿，选择带有弹性的面料或者类似娃娃衫款式的设计。这样的衣服即使是产后也依然可以穿，不用担心日后造成浪费。

怀孕中的女性也有不同的身份，需要根据不同的场合穿出最得体的衣装。在合适的场合穿适合的服装，在这个基础上选择适合自己风格的单品和当季流行的元素，就能让你成为人人羡慕的时尚辣妈。

最流行的服装样式不一定适合怀孕的女性，只有适合你的衣服才是最美的。本章节特别策划了三种不同的场合，选取了适合这些场合穿着的衣服，来满足不同职业准妈妈的需求。如果你在孕期也想做一个令周围人羡慕的辣妈，就快来看看吧！

1. 职场辣妈的简洁造型

关键元素：A 字

　　职场中的准妈妈着装风格相对正式，简洁又充满职业感的 A 字元素让你看上去充满精神。

　　如图所示，这种款式的衣服在胸部的位置显得比较紧致，然后向下越来越宽松。服装的色彩代表了穿衣者的心情，所以办公室里的女性在春夏季节可以选择轻松愉快的浅色系，这会让你看起来十分清爽。

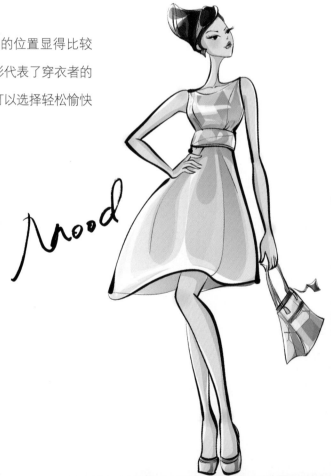

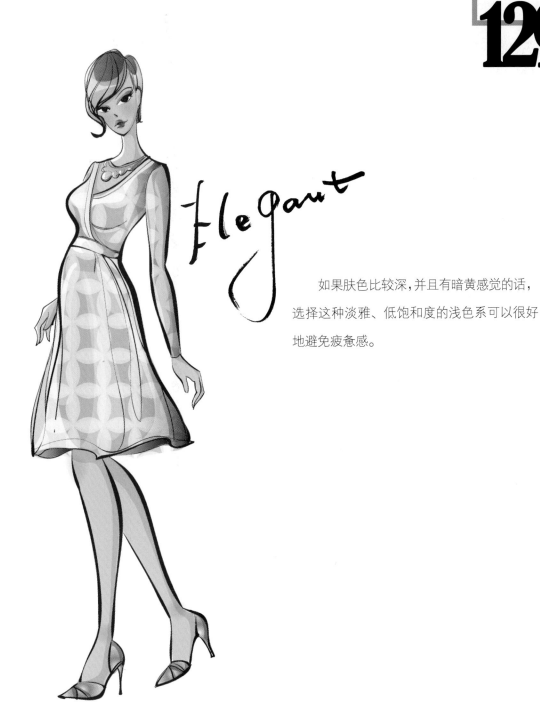

Elegant

如果肤色比较深，并且有暗黄感觉的话，
选择这种淡雅、低饱和度的浅色系可以很好
地避免疲惫感。

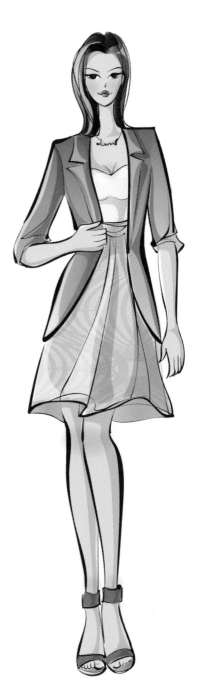

到了秋冬季节，因为服装层层叠加，容易产生臃肿的笨重感，所以通过色彩的变化可以营造修长的身型。

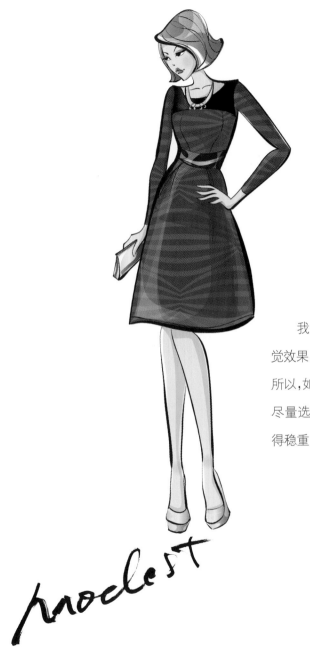

modest

我们都知道深色的衣服具有收缩的视觉效果,而浅色的衣服具有膨胀的视觉效果。所以,如果你是单独穿着一件内搭的毛衣裙,尽量选择稳重的深色系,不仅在职场中显得稳重,更让你看起来没有笨重感。

Comparison

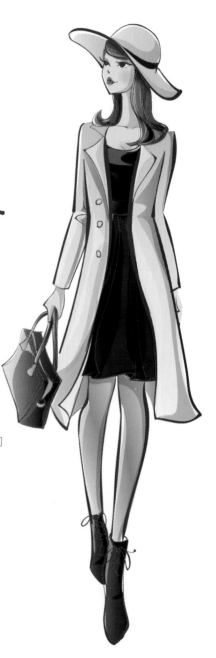

如果你要外搭一件风衣并且会敞怀来穿的话，在内搭深色的前提下可以选择浅色的外套，通过内外深浅的对比，也能突显很好的身材。

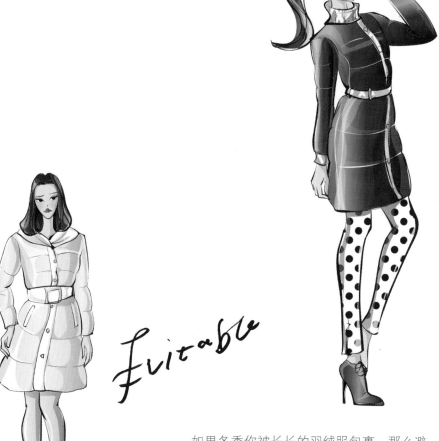

Evitable

如果冬季你被长长的羽绒服包裹，那么避免低饱和度的浅色系是最好的选择。

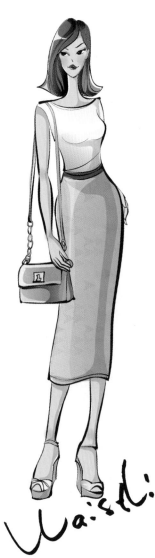

2. 全职辣妈的休闲造型

关键元素：高腰

　　一般高腰的设计，不管是连衣裙还是风衣外套，腰部以下的位置都有褶皱的设计，正好用来容纳圆润的腹部。而且因为褶皱元素的加入，整个着装风格充满了可爱、随性的感觉，适合在逛街、姐妹聚会等休闲场合穿着。

　　高腰元素的服装有很多种类，最常见的就是这种腰线在胸部以下的设计，能很好地拉长双腿的线条。

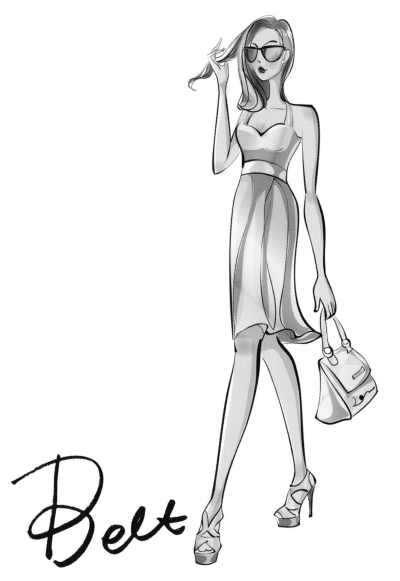

Belt

通过裙身自带的腰带，系出明显腰身的设计也非常

适合孕妇。

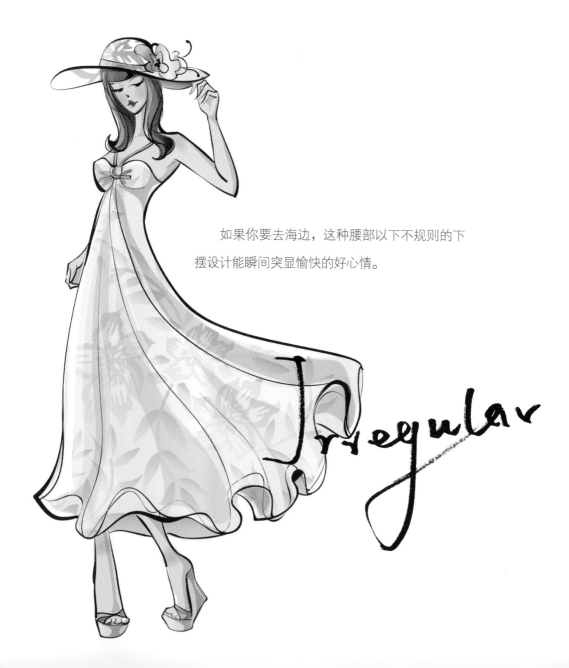

如果你要去海边，这种腰部以下不规则的下
摆设计能瞬间突显愉快的好心情。

Irregular

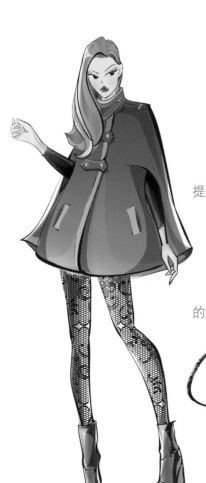

Bowknot

蝴蝶结等可爱的装饰，把整个视线从腹部
提升至腰部以上，具有"高腰"的感觉。

高腰的外套不仅仅只有一种，这种斗篷式
的设计也能充分体现高腰的感觉。

Cloak

3. 正式场合的特别策划

关键元素：修身

怀孕竟然也可以穿修身的衣服吗？当然，修身的
设计会让人瞬间有饱满的精神，整个人看起来更加端
庄，尤其是在材质上有一些蕾丝、亮片的元素加入，
会让你出席任何正式的宴会、私人派对都非常时尚，
特别是加入项链、宽檐帽等配件，辣妈指数瞬间提升。

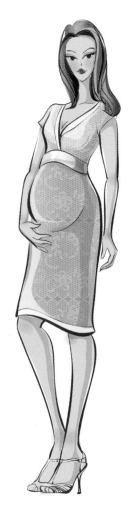

Lace

凯特王妃在怀孕时就穿过这种以蕾丝材质为主的
紧身裙，这样可以出席任何正式的场合，通过肤色和
颜色的搭配，让你看起来更健康。

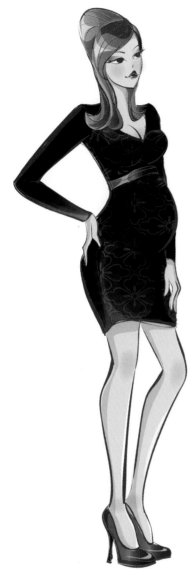

Black

黑色是最经典和不出错的颜色，如果你和老公要接待重要的宾客，在家中这样的打扮不仅能突显女主人的威严感，也让到访的贵客感受到你对他们的尊敬。

在寒冷的冬季，叠穿的搭配方法既能让你避免感冒的风险，又能像夏季一样突显骄傲的辣妈身材。在春秋季节经常穿着的紧身裙中增加一层精致的内搭保暖衫，这个主意是不是还不错呢？

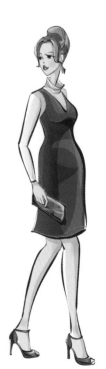

4. 孕妇禁忌单品

这几年的 T 台上充斥着各种复古的款式，廓型大衣、"妈妈牌"针织复古毛衣等占据了国际时装周舞台。流行的衣服穿在普通人身上也许非常时髦，但是鉴于孕期的特殊身材，有的款式还是留到产后穿更好。

粗毛线棒织毛衣

粗毛线、粗棒针编织的毛衣让人瞬间回到妈妈那个充满质朴与浪漫的年代，身材瘦弱的女性穿上它更能突显娇弱的外表。不管是爱马仕 T 台上那个充满年代感的复古套头毛衣，还是一线日系杂志上带有梦幻色彩的镂空露肩衫，都不适合孕妇穿着，因为它会让你看起来非常臃肿。

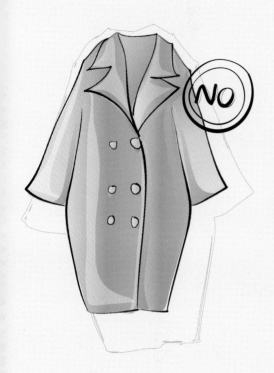

廓形大衣

不管怎样，廓型风衣都散发着欧美简约的大牌风格，但是这类设计也不适合孕妇穿着，同样它会让你看起来十分臃肿。举一个不恰当的例子，请问，你见过粽子吗？

背带裤

背带裤可以说是一个非常聪明的发明，腰围较粗的女性穿着背带裤可以很好地缓解紧绷感，但是背带裤通常没有明显的臀部曲线，造成腰部以下就是"圆筒"的感觉，针对非常宽松的背带裤，你要说：NO！

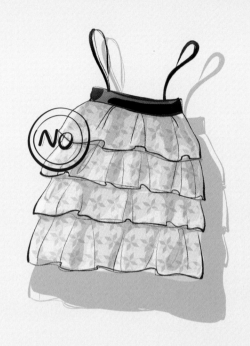

蛋糕塔裙

这里指的是这种全身都有木耳边元素的蛋糕塔裙。本来腹部隆起就有一定的高度，这种设计会让整体的面积横向变宽，侧面看上去，上身会变成尴尬的"三角形"。

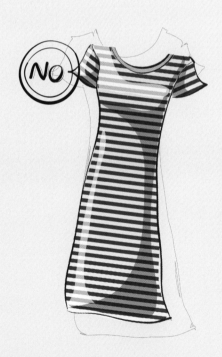

超细的横条裙

宽条的横条裙能掀起流行的海军风，不仅不会显胖，还让你看上去非常有青春的活力。细条的横条裙则相反，它会让胖的人显得更胖，尤其是比较贴身的部位，细横条的条纹会随着拉伸变得扭曲，会放大肥胖的视觉效果。

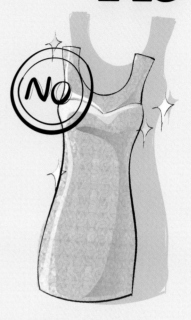

大面积亮片裙

小面积或者若隐若现的亮片元素可以让你看起来更加精神，伴随你出席任何正式场合。但是大面积的亮片装饰在日常生活中会让人感觉怪异，尤其是白天在阳光下，如果亮片的品质不是非常好，往往会显得廉价。如果你不是在影楼拍摄艺术照，或者公司年会的集体演出，日常穿着它不是最佳选择。

【辣妈有话说】

《瑞丽服饰美容》美容总监李金晶：不管春夏秋冬，虽然肚子越来越大，但是强调四肢的苗条感依然让孕妇整体看上去很纤瘦。我在韩国代购了一种孕妇裤，区别于国内普通的孕妇服，首先它的颜色多种多样，其次它的款式仅仅是肚子的部位很宽松，腿部设计得非常瘦，如果上衣刚好遮挡住腹部的话，完全看不出你是孕妇。孕期一定不要放松对自己的打扮。

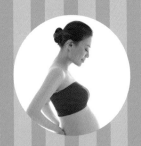
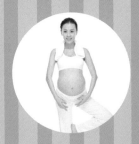
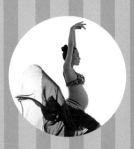

THE BEAUTY OF
PREGNANT
WOMEN

附录

拍出完美孕照的"心机"指南

很多女性都会选择在孕后期去拍摄孕照，通过这种方式记录幸福，不仅令这个珍贵时期更清晰，这也是在宝宝长大后，对"我是怎么来到这个世界"这个问题最负责任的回答。随着市场需求越来越广泛，孕照的风格也越来越多样化。作为附录，我不想如数家珍地在这里跟大家讲孕照还有什么更新奇的形式，还可以怎样别出心裁，还是希望从实际出发，通过最基本也是最容易被忽视的细节告诉你，为什么相同的动作，明星拍起来大牌味十足，而你拍起来却如同路人甲，没有吸引力。答案不仅仅是因为摄影师的价格，礼服的品牌或者外貌差异，其实，这里面另有玄机。

女明星们很多动作看起来自然又随意，其实她们仅仅是面部表情十分放松，但是身体却在悄悄用力。在出这本书时，媲美网的总编刚好也进入了适宜拍孕照的孕后期。下面就由她亲自示范，即使没有明星御用的设计团队，用普通的服装依然可以把你拍的很美。

◆示范一：形态至上的剪影照

关键词：脊椎

这类剪影照因为常常被处理成黑白的颜色，所以突出身材的曲线，强调脊椎的线条感是关键。作为孕后期的准妈妈，身体相对沉重，本来就酸痛无力的颈椎不可能有足够的力量来展现明显的曲线弧度，这时候就要借助身体其他部位来衬托完美的后背曲线。首先头部微微向下，这样能突显你的颈部线条；然后胳膊尽量向后方的中间并拢，想象两个肘部越贴越紧，这样做可以同时突显胸部和腰部的线条；最后让双腿在侧面看起来刚好呈现45度角——过大的角度会让你看起来变矮，过小的角度则会弱化臀部曲线。不支撑重心的另一条腿可以通过踩踏矮板凳来适当垫高，这样可以让臀部看起来更翘。通过全身的配合，能够轻松营造出明显的身材曲线。

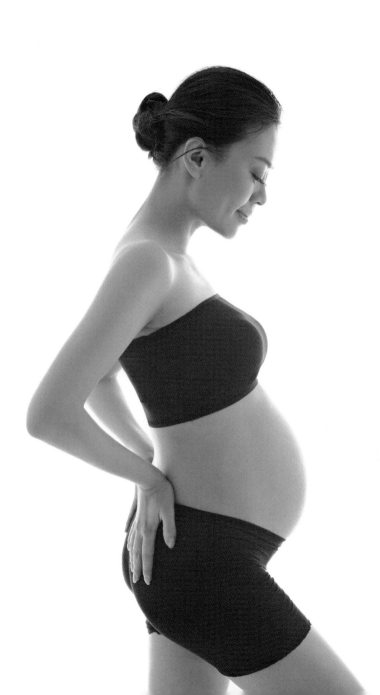

◆示范二：垂直线条的瑜伽照

关键词：肩膀

    运动照、瑜伽照等这类照片强调的是积极向上的健康印象，能够传递出"彻底释放压力，拥有快乐心情的正能量"的重要性。不知道大家有没有意识到，一个人在不开心的状态下常常会耸肩、含胸，整个人看上去都没有精神。所以在做这类动作时，你要提醒自己把肩膀打开，当直面镜头时微微下压肩膀，这样会让颈部看起来更加修长，整个人立刻充满了活力。单腿站立时为了让身体更稳，可以适当把重心移向你站立的那条腿，想象另一条腿和身体其他部分都团结在一起，紧致的上身让重心更稳固。

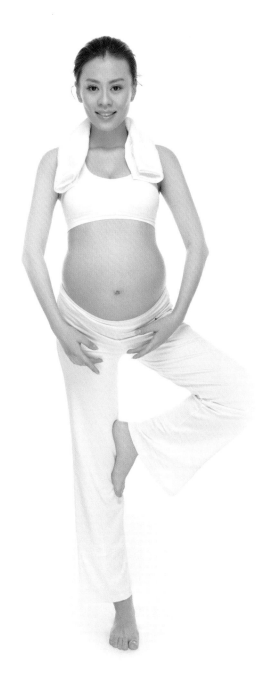

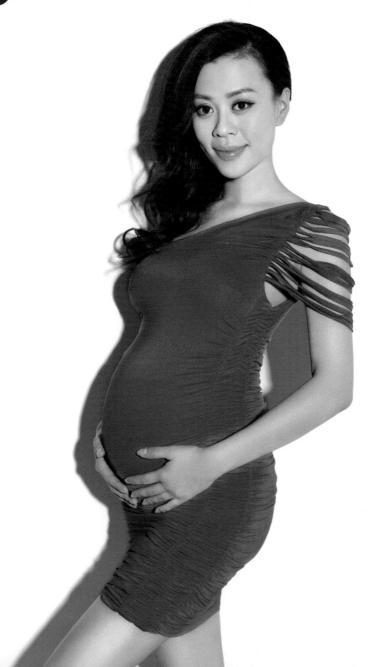

◆示范三：突显魅力的辣妈照

关键词：下巴

　　这张照片能看出你是不是一个会拍照的女生。虽然只是半身照，但是这里面的技巧还真不少。很多女生都会拍这一类的辣妈照，它既能散发出母性的光辉，也能展示女性独有的迷人魅力。其实想要强调这种女人味，最重要的地方就是下巴，虽然是直视镜头，但是如果你刻意地压低下巴，眼睛就会更有神采，同时还具有修饰脸型的效果，看上去更上镜。然后你还需要微微把脸转向一边，把不常常咀嚼的一侧面对镜头，避免整个面部都露出来，这样你看起来下巴的曲线分明，更加有女人味。在拍摄侧面时，刻意叉腰可以让大臂看起来更纤细，有效避免与身体挤压，造成"大臂很粗"的错误印象。最后如果你拍摄的是全身照，那么不承受重力的那条腿尽量向镜头延伸，只用大脚趾着地，这会让腿看起来非常修长。

◆示范四：异域风情的别样美丽

关键词：气息

当在影楼拍摄时，这些充满异域风情的服装着实能让准妈妈们过把瘾。其实只要是与少数民族或者异国情调相关的服装，它的拍摄风格里总少不了舞蹈的元素，舞蹈中如行云流水般的流畅感正是这些照片的灵魂所在。想要把这类照片拍出完美意境，气息的运用非常关键。很多准妈妈看到这里也许会说：我没有舞蹈功底，要怎样摆出专业标准的动作呢？所以我在这里要教大家一个非常简单的方法，足以媲美真正的舞蹈大片。以下图为例，在做任何动作之前，你需要深吸一口气，气存丹田的同时把动作完成。我们看到的好看的照片都是摄影师抓拍的结果。其实在拍摄这类照片时，需要你不断动起来，脑海里想好一个动作，然后配合气息不断地重复这个动作，不要停止，摄影师会通过不停地抓拍来挑选最完美的那张。如果你只是照模特图摆好一个特定的造型，结果一定是非常僵硬和古板。

好了，看过了这些，现在你可以一边偷偷用力控制身体姿态，一边自信又放轻松地朝镜头微笑了。

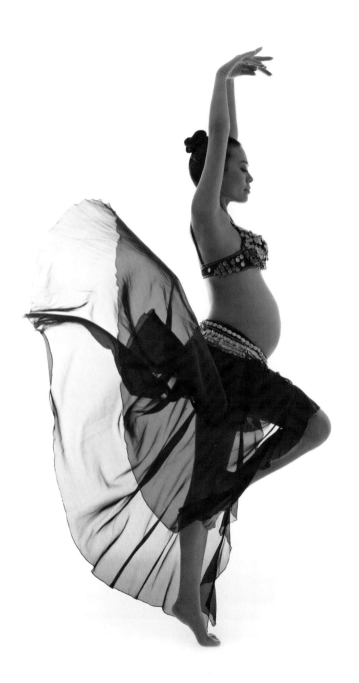

【辣妈有话说】

媲美网总编杜鹃： 我拍完这些孕照之后，有几点心得要和大家分享：1. 建议大家在怀孕 7~8 个月时去拍孕照，因为这时候不仅肚子的形状明显，精神状态也稳定。2. 选择比较有特点的拍摄机构，尽所能多准备一些服装，并有明显的风格区分。不过这些衣服还是要以简洁为主，因为到最后你选片子的时候会发现，还是简单、干净的照片最大气。3. 平时收集几张自己喜欢的孕妇照，拍摄时就可以参考她的动作。我在拍摄当天还带了做模特的朋友，她在摄影师旁边随时给我的动作提出建议。4. 准备干净的胸贴（或与皮肤颜色相同的内衣）、打底裤等内衣，影棚也许有类似的服装提供，但是我觉得还是穿自己的更加卫生。5. 对于孕后期体力弱的准妈妈来讲，还要准备一些零食。在拍摄的时候因为身体的重量和各种动作让我感觉体力消耗过度，幸好随身带了巧克力、酸奶等零食，吃了一些，马上就恢复了活力。6. 最后就是如果你对这次的照片充满了期待，想要效果完美，最好在拍摄的前一天去影楼试妆，或者找曾经合作过的熟悉的化妆师。因为有的化妆师所擅长的妆容放在你身上未必合适，拍摄当天如果很不满意妆容，心情就会大打折扣，最后的效果也不会很好。另外，一般不是特别高端的影楼用到的彩妆绝对不会是大品牌，粉扑等工具也不会常常清洁和消毒，敏感肌肤的准妈妈也可以自己带化妆品过去。

微博人气辣妈 @ 大趴趴： 拍孕照时孕妇可以准备一套包身长款礼服，配上精致的妆容和配套的精美饰品，动作无须复杂，只需要侧身双手扶着肚子看镜头即可，绝对大片！大牌明星范儿的孕照绝对不是孕妇拿奶瓶喂老公喝奶，在肚子上画奇怪表情这种套路，建议

拍照前多找一些欧美明星的孕照做参考。

《时尚芭莎》美容副总监武宗杨：穿合适的衣服最重要，不要太露，要修身合身，最好遮住上臂和大腿。露出小腿，展现身体曲线。穿一双厚底鞋，帮助拉长身体线条，又不会太累。飘逸的沙滩裙很合适，花色和飘逸感可以让人忽略你的臃肿，宽松款式刚好适合大肚妈妈。

小 P 老师最后还有一个特别提醒：想留住幸福一刻的妈妈们在拍写真时，拍摄地点的室温不能太高或太低，大致控制在 22~26 摄氏度，不要在怀孕后期感冒或者中暑。

特别感谢：

文字统筹：许诺

图片摄影：高进（7V 影像）、薛雅婷（西米时尚摄影机构）

内文模特：康乐

公　　关：王卓婷

整体设计：门乃婷工作室

插　　画：洪雪工作室

医　　院：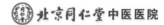